Com

des repa

MICHEL MONTIGNAC

Je mange donc je maigris ! ou les secrets de la nutrition	J'ai lu 7030/**5**
Mettez un turbo dans votre assiette ! ou comment être plus productif, efficace et performant en mangeant	
Recettes et menus Montignac ou la gastronomie nutritionnelle	J'ai lu 7079/**5**
Comment maigrir en faisant des repas d'affaires	J'ai lu 7090/**5**
La méthode Montignac, spécial femme	

MICHEL MONTIGNAC

Comment maigrir en faisant des repas d'affaires

Pour une meilleure gestion
de son équilibre pondéral et de sa vitalité

Préface du Pr Leonardo Santi

J'ai lu

Bien-être

Préface

D'aucuns pourraient s'étonner que la préface d'un livre sur l'alimentation soit écrite par un médecin, dont la spécialité est apparemment tout autre.

La cohérence est pourtant frappante, quand on sait que l'alimentation joue un rôle essentiel dans la santé de l'homme.

On oublie, trop souvent, que les facteurs nutritionnels constituent la meilleure prévention contre les maladies, y compris les plus graves.

Ils neutralisent les agents toxiques, ou tout au moins les empêchent d'altérer les mécanismes fondamentaux des cellules de l'organisme.

Il est désormais bien connu, même du grand public, qu'une alimentation déséquilibrée constitue le principal facteur de risque de la plupart des maladies.

C'est pourquoi, il est important de corriger les mauvaises habitudes alimentaires et d'adopter ainsi une nouvelle diététique, qui représente la meilleure prévention contre les ennuis de santé, y compris les plus sérieux.

Mais, il importe en communiquant ce type d'information, de veiller à éviter les formules moralisatrices ou encore les messages agressifs qui pourraient faire peur.

Dès lors, il est toujours judicieux de parvenir à

bien doser les informations techniques indispensables à une bonne compréhension, et la mise en évidence de l'intérêt personnel à mettre en cause des comportements alimentaires bien ancrés dans les habitudes.

Il ne serait pas non plus raisonnable d'occulter l'environnement socioculturel de l'individu ni même les us et coutumes de sa région ou de son pays.

Certaines personnes peuvent avoir pour obligation, du fait de leur statut social ou économique, de prendre la plupart de leurs repas à l'extérieur de chez eux, et notamment au cours de déjeuners ou de dîners d'affaires au restaurant. Car l'alimentation, et le rituel qui s'y attache, est non seulement l'un des paramètres de notre civilisation moderne, mais aussi l'une des bases de notre patrimoine culturel.

Pour un homme ou une femme d'affaires, la nourriture ne doit être ni une obsession permanente, eu égard aux risques d'embonpoint ou de sous-performance, ni un sujet de privation, dont les conséquences pourraient mettre en péril leur efficacité professionnelle ou leur santé en général.

C'est pourquoi, pour tous ceux qui, comme moi, se soucient du bien-être de leurs contemporains, le livre de Michel MONTIGNAC *« Comment maigrir en faisant des repas d'affaires » me paraît constituer une aide particulièrement utile pour apprendre à concilier les obligations socioprofessionnelles, tout en sauvegardant la santé.*

Professeur Leonardo SANTI
Directeur Scientifique de l'Institut National pour la Recherche sur le Cancer de Gênes, Italie,
Président de la Ligue Italienne pour la Lutte contre le Cancer,
Président de la Société Internationale de Prévention Oncologique pour le Cancer.

Avant-propos

Depuis le début des années 80, je ne me prive de rien. Je bois du vin rouge presque à tous les repas, je mange apparemment de tout et ma consommation de chocolat reste très impressionnante.

Je me rends bien compte que cette situation « mystérieuse » suscite dans mon entourage immédiat et particulièrement parmi mes collègues de travail un mélange d'envie et d'agacement.

Cet agacement est en fait le résultat de ce qu'ils ressentent parfois de ma part comme une provocation.

Ils m'ont tous connu à une époque avec treize kilos de plus et ne comprennent vraiment pas comment en ne me privant de rien et en fréquentant d'une manière permanente les meilleurs restaurants de Paris, mon poids ne varie pas d'un gramme. Ils pensent tous que j'ai un « secret », ce qui est beaucoup dire.

Ce « secret », si secret il y a, je le leur révèle dans ce livre, comme je vous le révèle à vous aussi.

Michel MONTIGNAC

Introduction

J'ai longtemps hésité avant d'adopter comme titre définitif de ce livre « Comment maigrir en faisant des repas d'affaires ». Il me paraissait, *a priori*, un peu trop commercial pour un ouvrage que je voulais extrêmement sérieux. Et pourtant si je l'ai conservé, c'est moins pour impressionner mon lecteur potentiel que pour mieux décrire l'objet réel du message de cet ouvrage. Car maigrir ou ne pas grossir, c'est bien ce qui vous intéresse.

Pendant toutes ces dernières années, quand on me demandait comment j'avais pu maigrir ou comment je faisais pour garder la ligne, je répondais invariablement « en mangeant au restaurant et en faisant des repas d'affaires », ce qui faisait sourire sans pour autant convaincre.

A vous aussi, cela paraît sans doute paradoxal, et particulièrement si vous attribuez votre embonpoint à vos obligations professionnelles qui vous conduisent à honorer un peu trop souvent la gastronomie française. C'est en tout cas ce que vous pensez.

Vous avez certainement, comme tout un chacun, essayé d'appliquer un nombre incalculable de principes qui circulent dans le domaine public et qui depuis longtemps figurent dans la rubrique des lieux communs. Mais vous avez toujours constaté qu'en plus d'être souvent contradictoires et de ne produire que des résultats nuls ou éphémères, ces principes étaient de toute façon, pour la plupart, impossibles à appliquer dans le cadre socioprofessionnel.

Vous êtes donc aujourd'hui, comme il y a quelques années déjà, préoccupé par ce que pudiquement nous pourrions appeler votre *surcharge pondérale*.

Au début des années 80, alors que ma trentaine avait déjà parcouru plus de la moitié de son chemin, ma balance accusait quelque quatre-vingts kilos, soit six de plus que mon poids idéal.

Rien d'alarmant, somme toute, pour une silhouette d'un mètre quatre-vingt-un, à quelques années de la quarantaine.

J'avais mené jusqu'alors une vie socioprofessionnelle plutôt régulière et mon excédent pondéral semblait apparemment stabilisé. Les « excès alimentaires », si vraiment on pouvait parler d'excès, n'étaient que très occasionnels et avaient essentiellement un caractère familial. Quand on est originaire du Sud-Ouest, la gastronomie fait forcément partie de l'éducation. Elle devient même une donnée culturelle fondamentale.

J'avais déjà abandonné le sucre depuis longtemps, tout au moins celui que l'on met dans le café. Sous prétexte d'allergie, je ne mangeais pas de pommes de terre et, à part le vin, je ne buvais pratiquement pas d'alcool.

Mes six kilos de trop avaient été pris sur une période de dix ans, ce qui représentait une courbe de progression relativement modeste. Lorsque je regardais autour de moi, je me trouvais dans la norme, plutôt même un peu au-dessous.

Et puis, du jour au lendemain, ma situation professionnelle dut s'exercer dans des conditions tout à fait différentes lorsque l'on me confia une responsabilité internationale, au niveau du quartier général européen de la multinationale américaine dont j'étais le salarié.

Je voyageais désormais la plus grande partie de mon temps et mes visites dans les filiales dont j'avais le contrôle dans ma spécialité étaient invariablement ponctuées de réunions à caractère gastronomique.

De retour à Paris, je devais, dans le cadre de mes fonctions de relations publiques internes, accompagner mes visiteurs, pour la plupart étrangers, dans les meilleurs restaurants français de la capitale. Cela faisait partie de mes obligations professionnelles, et je dois avouer que ce n'était pas la partie la plus désagréable de mon travail.

Je suis en tout cas convaincu, soit dit en passant, que le restaurant, la table, et le repas, tout plaisir mis à part, restent le lieu privilégié pour la communication. En tant que spécialiste de Relations Humaines, je puis vous assurer que les meilleures négociations avec qui que ce soit (secrétaire du comité d'entreprise, délégué syndical, salarié en voie d'être remercié ou recruté) ont, pour moi, toujours eu pour cadre le restaurant, qu'il soit celui du coin de la rue ou même parfois celui de l'entreprise.

Mais trois mois après avoir pris mes nouvelles responsabilités, je n'accusais pas moins de sept kilos de plus. Il faut dire que, pendant cette période, j'avais fait un stage de trois semaines en Angleterre, ce qui n'avait rien arrangé.

Le signal d'alarme était tiré. Il devenait donc urgent de faire quelque chose.

Comme tout le monde, j'ai plus ou moins essayé au début de mettre en œuvre les lieux communs habituels, avec les résultats toujours très décevants que l'on sait.

Et puis, très rapidement, le hasard faisant bien les choses, j'ai rencontré un médecin généraliste passionné par les problèmes nutritionnels, qui m'a donné quelques conseils dont les principes semblaient remettre en cause les fondements de la diététique traditionnelle.

Très peu de temps après, j'avais déjà obtenu des résultats très prometteurs. Je décidais alors d'approfondir la question, ce qui m'était relativement facile, travaillant pour un groupe pharmaceutique et ayant ainsi plus facilement accès aux informations scientifiques qui m'intéressaient.

Quelques semaines plus tard, j'avais réussi à acquérir la plupart des publications françaises et américaines sur le sujet. Même si l'application de certaines règles apportait des résultats, je voulais en comprendre le fondement scientifique. Je voulais savoir quand et comment elles commençaient à devenir efficaces et quelle était la limite de leur application.

Je m'étais imposé au départ de ne pratiquement rien supprimer de mon alimentation, à part le sucre, ce qui était fait depuis longtemps. Quand on a pour mission d'accompagner des visiteurs au restaurant, de faire ce que les Américains appellent de « l'entertainment », il n'est pas question de compter les calories et de se limiter à « une pomme et un œuf dur ». Il fallait trouver autre chose.

J'ai donc perdu mes treize kilos en faisant tous les jours des repas d'affaires et vous saurez et comprendrez plus loin comment. Et comme l'un des fondements de la méthode est, entre autres, basé sur le choix des plats, le restaurant est bien évidemment le lieu privilégié pour la mettre efficacement en œuvre.

Mais l'énoncé de principes est une chose, leur application en est une autre.

Après quelques mois, j'ai rédigé à l'attention de mon entourage, et à sa demande, l'essentiel de la méthode qui tenait sur trois pages dactylographiées.

J'essayais, autant que possible, de passer au moins une heure avec chaque personne intéressée pour lui expliquer les bases scientifiques de la méthode. Mais cela n'était pas toujours suffisant. Les erreurs grossières qui étaient faites involontairement compromettaient trop souvent les résultats. Dans tous les cas, le pouvoir culturel des idées reçues, en contradiction d'ailleurs avec ce que je proposais, était trop fort et rendait la compréhension ambiguë.

Une explication plus complète s'imposait donc.

Ce livre est véritablement *un guide* et, en l'écrivant, j'ai poursuivi à votre attention les objectifs suivants :

— démystifier les idées reçues, par une argumentation suffisamment convaincante, afin qu'elles soient définitivement abandonnées ;

— donner les bases scientifiques fondamentales, indispensables à la compréhension des phénomènes nutritionnels ;

— énoncer des règles simples, en fournissant

l'essentiel de leur bien-fondé technique et scientifique ;

— révéler, dans les moindres détails, toutes les conditions d'application de la méthode ;

— donner dans la mesure du possible une véritable méthodologie. Faire en quelque sorte un *guide pratique*.

Au cours de ces dernières années, avec le conseil de professionnels, j'ai observé, cherché, testé, expérimenté et éprouvé. J'ai la conviction aujourd'hui d'avoir découvert et élaboré une méthode efficace et facile à mettre en œuvre.

Vous apprendrez dans ce livre que *l'on ne grossit pas parce que l'on mange trop, mais parce que l'on mange mal*.

Vous apprendrez à gérer votre alimentation comme on gère son budget.

Vous apprendrez à concilier vos obligations professionnelles et votre plaisir personnel.

Vous apprendrez enfin à *manger mieux sans pour autant manger triste*.

Ce livre n'est pas l'exposé d'un « Régime ». C'est celui d'une nouvelle méthode d'alimentation, qui consiste à *apprendre à maintenir son équilibre pondéral, tout en continuant à profiter des plaisirs de la table*.

Mais, par voie de conséquence, vous découvrirez avec surprise qu'en adoptant ces nouveaux principes alimentaires, vous retrouverez comme par enchantement une vitalité physique et intellectuelle que vous aviez perdue depuis longtemps.

Vous apprendrez que certaines habitudes alimentaires sont très souvent à l'origine d'un manque de tonus et d'une sous-performance sportive ou professionnelle.

Vous saurez qu'en adoptant quelques principes nutritionnels fondamentaux, faciles à mettre en œuvre, vous pourrez supprimer les « coups de pompe » dont vous êtes probablement victime et retrouver une vitalité optimale.

C'est pourquoi, même dans le cas où votre excédent pondéral serait modeste, voire nul, l'apprentissage de la méthode et des principes à adopter pour une bonne gestion de votre alimentation est important. Il débouche de toute manière sur la découverte d'une nouvelle énergie garante, pour vous comme pour votre Entreprise, d'une meilleure efficacité professionnelle.

Vous constaterez, d'autre part, que les ennuis gastro-intestinaux, avec lesquels vous vous étiez résigné à vivre, disparaîtront complètement et définitivement, car votre système digestif aura été totalement rééquilibré.

Mais bien que je fasse, dans ce livre, l'apologie de la bonne cuisine française en général, du vin et du chocolat en particulier, mon intention en l'écrivant n'était surtout pas de plagier l'un des excellents guides que vous avez tous, j'en suis certain, sur votre bureau. J'avoue cependant avoir été parfois tenté de le faire car il m'a toujours été difficile de dissocier nourriture de plaisir, et cuisine de gastronomie.

J'ai eu la chance, depuis quelques années, de fréquenter les meilleurs restaurants du monde et la poignée de main d'un grand cuisinier m'a toujours inspiré autant de respect qu'une bénédiction du Pape.

La grande cuisine, qui d'ailleurs souvent est la plus simple, est véritablement devenue un art dont la consécration n'est plus à faire. Un art que je serais tenté, pour ma part, de placer avant tous les autres.

1

Mais quelle est la solution?

Chaque année, lorsque vous passez la visite obligatoire de la médecine du travail, vous ressortez un peu plus désespéré. Vous avez encore pris du poids par rapport à l'année dernière. Vous vous en doutiez, mais vous ne vouliez pas l'admettre.

Quand vous vous regardez devant la glace de votre salle de bains, vous rentrez par réflexe votre ventre comme si vous passiez sur la plage devant une jolie fille. Mieux vaut ne pas voir. Mieux vaut ne pas savoir.

Il est difficile en tout cas de s'avouer qu'il y a un domaine dans lequel on est toujours *perdant*. Et cela est d'autant plus difficile à admettre que vous êtes par nature et définition un *gagnant*, celui qui ne recule devant rien, celui qui relève tous les « challenges ».

Depuis des années, vous vous êtes battu avec vos supérieurs, qu'ils soient P.-D.G. ou membres du Conseil d'Administration. Vous vous êtes battu pour avancer, progresser, réussir, réaliser vos objectifs, vos rêves peut-être. Vous vous êtes battu pour devenir ce que vous êtes.

Vous êtes celui qui sait régler les problèmes,

trouver des solutions efficaces, commander, décider, organiser. Et vous faites, pour cela, l'objet d'une certaine admiration de la part de votre entourage.

Lorsque le verdict du médecin du travail tombe : « Vous avez encore pris du poids ! », vous vous sentez honteux.

Et comme un enfant dont on vient de découvrir la faute, vous essayez de vous disculper. « Je ne comprends pas, docteur ! Je fais pourtant attention. J'évite de manger trop. C'est vrai, je vous assure, je mange beaucoup moins qu'autrefois. Les repas d'affaires, vous comprenez bien que je ne peux pas les éviter. C'est en quelque sorte une obligation dans mon métier. Mais je vous assure, je me surveille. Je reste très raisonnable. Et puis, je fais du sport. Je me suis mis au jogging. Je fais des kilomètres toutes les semaines. Quand on voit le résultat, ce n'est pas encourageant. A moins que ce ne soit le changement fréquent de nourriture : aujourd'hui à Paris, demain à New York, après-demain à Hong-Kong. Peut-être le décalage horaire... C'est vrai, j'ai remarqué que le décalage horaire me faisait gonfler... Et puis alors, si vous voyiez ce que l'on vous sert dans les avions... C'est devenu innommable ! »

Votre médecin vous regarde avec un petit sourire au coin des lèvres. Il connaît la chanson.

— Bien, vous dit-il en se levant, il faudra faire attention, sinon cela peut devenir dangereux. Pour un homme actif comme vous, soumis au stress permanent de votre profession, vous êtes déjà un candidat potentiel aux accidents cardiaques. Alors, n'aggravez pas la situation en faisant du « lard ».

— Mais alors, docteur, dites-moi ce qu'il faut faire !

— Mangez moins, buvez moins, faites de l'exercice ! Enfin, mettez-vous au régime !

« Au régime », le mot est lancé.

Régime ? Mais il y a longtemps que vous avez déjà tout essayé. L'embonpoint est suffisamment un problème d'actualité pour que vous en connaissiez « un rayon ». Votre femme, vos amies, vos secrétaires en parlent assez souvent pour que vous sachiez de quoi il retourne.

Combien de fois, chez vous ou dans l'avion, n'avez-vous pas discrètement lu un article prometteur sur *Elle*, *Marie-Claire* ou quelque autre magazine féminin.

Alors vous avez appris qu'il fallait bien mastiquer, supprimer le pain, ne pas boire en mangeant, faire des repas de fruits, éviter les graisses, et surtout compter les calories. Ne pas manger trop « riche », c'est la solution ! Et puis, il faut faire du sport !

Vous avez essayé tout cela. Vous avez même diminué l'alcool. Vous avez acheté un vélo. Vous êtes devenu un adepte du jogging.

Résultat : nul ! Vous avez parfois perdu quelques kilos, mais très rapidement, vous les avez repris.

Alors, comme vous n'êtes pas d'une nature à vous laisser aller au désespoir, vous cherchez à la suite de cette visite médicale à chasser de votre esprit les résidus de mauvaise conscience qui pourraient y subsister.

Vous essayez de vous rassurer en vous disant que tout compte fait les gens autour de vous vous acceptent tel que vous êtes. Vous devenez fataliste.

Pourtant, au fond de vous-même, vous n'acceptez pas de perdre en permanence cette bataille, vous qui gagnez toutes les autres. Et vous êtes, comme vos collègues, à l'affût de l'information qui pourrait un jour vous apporter la solution.

La *solution*, je pense personnellement l'avoir trouvée.

Je l'ai trouvée !

Je l'ai expérimentée avec succès sur moi et sur un grand nombre de personnes de mon entourage.

A vous de la découvrir et de la mettre en œuvre avec le même succès.

Tous mes vœux vous accompagnent.

2

Classification des aliments

Ce chapitre est, à mon avis, le seul qui soit peut-être un peu difficile, en raison de son caractère technique, ce dont vous voudrez bien m'excuser. Le reste du livre pourra, si vous le désirez, se lire comme un roman.

Tout au long de mon exposé, je serai amené à mentionner des catégories d'aliments. Il convient que vous sachiez de quoi l'on parle, sinon la compréhension générale de la méthode risque de vous échapper.

J'ai essayé de réduire ce chapitre à sa plus simple expression. J'entends par là qu'il ne contient que l'essentiel de ce que vous devez savoir.

Mais ce qu'il révèle est en partie nouveau par rapport à ce que vous aviez pu apprendre par ailleurs. Il ne peut donc en aucune manière être occulté.

N'hésitez pas à y revenir régulièrement tout au cours de la lecture du livre pour être certain que les notions nouvelles qu'il contient vous sont définitivement acquises.

Les aliments sont des substances comestibles qui renferment un certain nombre d'éléments organiques tels que protéines, lipides, glucides, sels minéraux et vitamines. Ils contiennent, d'autre part, de l'eau et des matières non digestibles.

Les protéines (ou protides)

Ce sont les bases constitutives des matières vivantes, des muscles, des organes, du foie, du cerveau, de la trame des os, etc. Elles sont formées de corps plus simples que l'on appelle acides aminés. Certains acides aminés sont fabriqués par l'organisme. D'autres en revanche, et pour la plupart, doivent faire l'objet d'un apport extérieur par le biais de l'alimentation, dans laquelle les protéines peuvent avoir une double origine :

— *Origine animale* : on les trouve en quantité importante dans les viandes, les poissons, les fromages, les œufs, le lait ;

— *Origine végétale* : le soja, les amandes, les noisettes, les arachides, les céréales et certaines légumineuses.

Les aliments d'origine végétale, hormis le soja, ont généralement une faible teneur en protéines. Ils ne sont donc pas suffisants pour satisfaire nos besoins physiologiques.

Un régime alimentaire déficitaire en protéines peut avoir de graves conséquences sur l'organisme : fonte des muscles, flétrissement de la peau, déficit immunitaire.

Les besoins journaliers en protéines sont d'environ 80 g. Les protéines sont nécessaires pour la fabrication des globules, la sécrétion des hormones, la cicatrisation des plaies et l'entretien du système musculaire. Si la consommation de protéines est vraiment trop importante et que l'activité physique est insuffisante, la présence de résidus protéiques persiste dans l'organisme et se transforme en acide urique qui est notamment à l'origine de la « goutte ».

Les glucides (ou hydrates de carbone)

Les glucides sont des molécules composées de carbone, d'oxygène et d'hydrogène.

La glycémie

Le glucose est le « carburant » principal de l'organisme. Il est stocké en réserve, sous forme de glycogène, dans les muscles et le foie.

La glycémie représente le taux de glucose dans le sang. A jeun, elle est habituellement d'un gramme de glucose par litre de sang.

Après absorption, à jeun, d'un glucide (pain, miel, féculents, céréales, sucreries...) on peut étudier la variation du taux de glucose sanguin :

— dans un premier temps, la glycémie augmente (plus ou moins selon la nature du glucide),

— dans un deuxième temps (après sécrétion d'insuline par le pancréas), la glycémie baisse et le glucose pénètre ainsi dans les cellules,

— dans un troisième temps, la glycémie revient à la normale *(voir schéma ci-après)*.

On a pendant longtemps classé les glucides en deux catégories bien distinctes, en fonction de leur capacité d'assimilation par l'organisme : les sucres rapides d'une part et les sucres lents de l'autre.

Sous la rubrique « sucres rapides » figuraient les

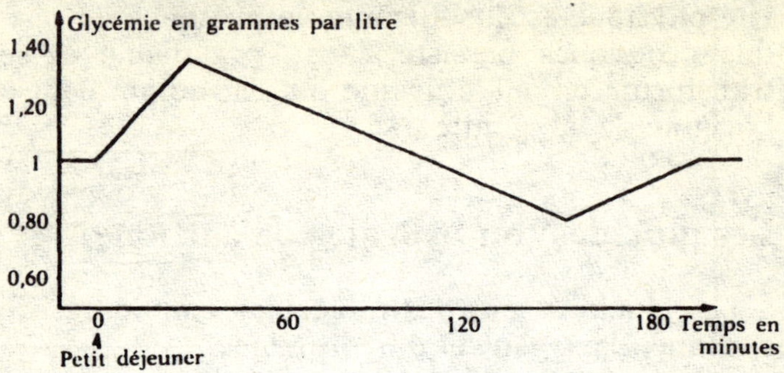

sucres simples et les sucres doubles tels que le glucose et le saccharose que l'on trouve dans le sucre raffiné (de canne ou de betterave), le miel et les fruits.

L'appellation « sucres rapides » était fondée sur la croyance selon laquelle eu égard à la simplicité de la molécule d'hydrate de carbone, leur assimilation par l'organisme se faisait rapidement, peu après l'ingestion.

Inversement, on mettait dans la catégorie des « sucres lents » tous les glucides dont la molécule complexe devait faire l'objet d'une transformation chimique en sucres simples (glucose) au cours de la digestion, ce qui est le cas notamment de l'amidon des féculents dont la libération de glucose dans l'organisme se faisait, pensait-on, d'une manière lente et progressive.

Cette classification est aujourd'hui complètement dépassée, car elle correspond à une croyance erronée.

Les récentes expérimentations nous prouvent, en effet, que la complexité de la molécule d'hydrate de carbone ne conditionne pas la rapidité

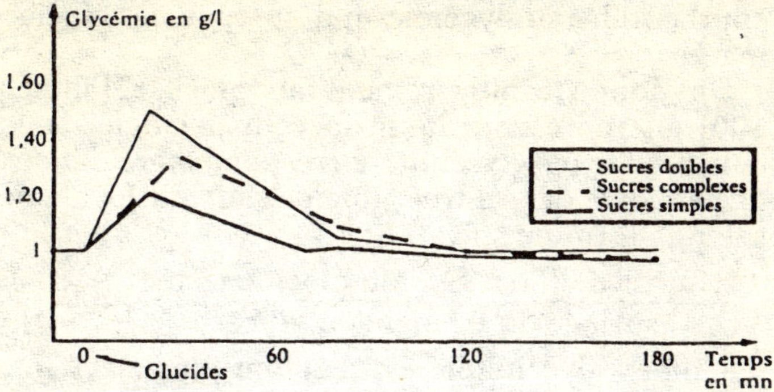

avec laquelle le glucose est libéré et assimilé par l'organisme.

On constate désormais que le pic glycémique de tous les glucides (c'est-à-dire leur absorption maximale), pris isolément à jeun, survient dans le même laps de temps (environ une demi-heure après leur ingestion). Aussi, plutôt que de parler de vitesse d'assimilation, il convient d'étudier les glucides en fonction de l'augmentation de la glycémie qu'ils induisent, c'est-à-dire de la quantité de glucose produite.

Il est donc admis par tous les scientifiques (cf. bibliographie) que la classification des glucides doit se faire désormais en fonction de leur pouvoir hyperglycémiant, défini par le concept d'index glycémique [1].

L'index glycémique

Le pouvoir glycémiant de chaque glucide est défini par l'index glycémique mis au point dès 1976. Il correspond à la surface du triangle de la

1. Voir Annexe technique p. 249.

courbe d'hyperglycémie induite par le glucide ingéré.

On donne arbitrairement au glucose l'indice 100 qui représente la surface du triangle de la courbe d'hyperglycémie correspondante. L'index glycémique des autres glucides et ainsi calculé selon la formule suivante :

$$\frac{\text{surface du triangle du glucide testé}}{\text{surface du triangle du glucose}} \times 100$$

L'index glycémique est d'autant plus élevé que l'hyperglycémie induite par le glucide testé est forte.

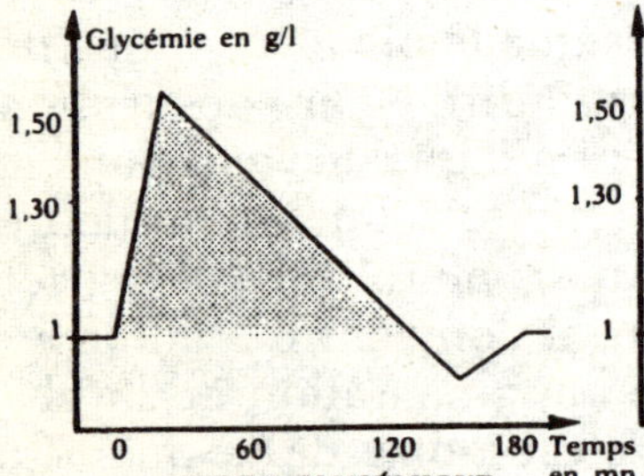

INDEX GLYCÉMIQUE ÉLEVÉ

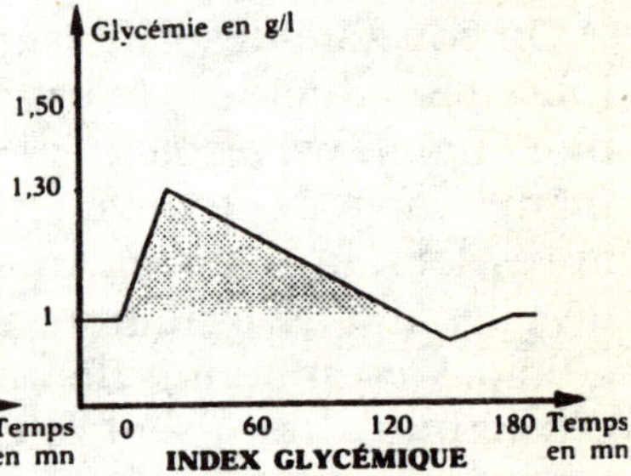

INDEX GLYCÉMIQUE BAS

Notons que le traitement industriel des glucides augmente leur index glycémique (corn-flakes 85, maïs 70, pommes de terre au four 95, purée de pommes de terre 70).

On sait par ailleurs que c'est la quantité, mais aussi la qualité des fibres du glucide qui lui donne un index faible ou élevé (pain très banc : hamburger 95 ; pain blanc : baguette 70, pain complet 50, pain intégral 35, riz blanc 70, riz complet 50).

Dans le souci de simplifier je propose donc de classer les glucides en deux catégories : « les bons

GLUCIDES À INDEX GLYCÉMIQUES ÉLEVÉS (MAUVAIS GLUCIDES)		GLUCIDES À INDEX GLYCÉMIQUES BAS (BONS GLUCIDES)	
Maltose	110	Pain complet ou au son	50
Glucose	100	Riz complet	50
Pomme de terre au four	95	Petits pois	50
Pain très blanc	95	Céréales complètes sans sucre	50
Miel	90	Flocons d'avoine	50
Purée de pomme de terre	95	Jus de fruits frais (sans sucre)	40
Carottes	90	Pain de seigle complet	40
Corn Flakes - Pop corn	85	Pâtes complètes	40
Sucre (saccharose)	75	Haricots rouges	40
Pain blanc	70	Pois secs	35
Céréales raffinées sucrées	70	Pain intégral	35
Barre chocolatée	70	Laitages	35
Pomme de terre bouillie	70	Haricots secs	30
Biscuit	70	Lentilles	30
Maïs	70	Pois chiches	30
Riz blanc	70	Pâtes intégrales	30
Pain bis	65	Fruits frais	30
Betterave	65	Marmelade de fruits (sans sucre)	25
Banane	60	Chocolat noir (> 60 % de cacao)	22
Fruits secs	60	Fructose	20
Confiture	55	Soja	15
Pâtes blanches	55	Légumes verts, tomate, citron	< 15

glucides» (à index glycémique bas) et «les mauvais glucides» (à index glycémique élevé), car c'est cette distinction qui vous permettra dans les chapitres suivants de découvrir, entre autres, les raisons de votre embonpoint.

Les mauvais glucides

Ce sont tous les glucides dont l'assimilation provoque une forte augmentation de glucose dans le sang (glycémie).

C'est le cas du sucre de table sous toutes ses formes (pur ou combiné à d'autres aliments comme les pâtisseries), mais c'est aussi le cas de tous les glucides, raffinés industriellement, comme les farines blanches et le riz blanc, ou encore l'alcool (notamment l'alcool de distillation), ainsi que de la pomme de terre et du maïs.

Les bons glucides

Contrairement aux précédents, ce sont les glucides dont l'assimilation par l'organisme est faible et provoque donc une augmentation réduite du glucose dans le sang.

C'est le cas des céréales brutes (farines non raffinées), du riz complet et de certains féculents, comme les lentilles et les fèves, mais c'est surtout le cas de la plupart des fruits et de tous les légumes que l'on classe dans la catégorie des fibres alimentaires (poireaux, navets, salades, haricots verts...) et qui contiennent tous une faible quantité de glucides.

Les lipides (ou graisses)

Ce sont des molécules complexes, plus couramment appelées les corps gras.

On distingue, selon leur origine, deux grandes catégories de lipides :

— *Les lipides d'origine animale*

Ce sont les graisses contenues dans la viande, les poissons, le beurre, le fromage, la crème fraîche, etc.

— *Les lipides d'origine végétale*

Ce sont les huiles, margarine, etc.

On peut aussi classer les lipides en deux catégories d'acides gras :

— *Les acides gras saturés* que l'on trouve dans la viande, la charcuterie, les œufs et les laitages (lait, beurre, crème, fromage).

— *Les acides gras insaturés ou polyinsaturés* : ce sont les graisses qui restent liquides à la température ambiante (huile de tournesol, de colza et d'olive) bien que certaines puissent être durcies par hydrogénation (fabrication des margarines). Il faut d'autre part inclure dans cette catégorie toutes les graisses de poisson.

Les lipides sont nécessaires à l'alimentation. De plus ils contiennent de nombreuses vitamines (A, D, E, K), des acides gras essentiels (acide linoléique et acide linolénique) et servent à l'élaboration de diverses hormones[1].

L'assimilation des graisses est perturbée lorsque celles-ci sont mélangées avec de mauvais glu-

1. Voir Annexe technique p. 255 à 261.

cides, ce qui entraîne par voie de conséquence la constitution de graisses de réserve.

D'une manière générale nous mangeons trop gras : les lipides représentent en effet 42 % de notre apport énergétique, alors qu'il serait préférable de ne pas dépasser une proportion de 30 %. L'excès de lipides associé à l'excès de certains glucides favorise la prise de poids. De plus certains lipides peuvent favoriser l'apparition de maladies cardio-vasculaires.

Les lipides sont bien responsables du cholestérol, mais il existe en réalité deux types de cholestérol, le « bon » et le « mauvais », l'objectif étant de maintenir un cholestérol total le plus faible possible, dans lequel la proportion de « bon » cholestérol serait la plus importante.

Ce qu'il faut savoir c'est que tous les lipides ne favorisent pas l'augmentation du « mauvais » cholestérol. Au contraire, il en est même certains qui ont tendance à le faire sensiblement diminuer.

En fait, pour être totalement objectif il faut classer les graisses en trois catégories :

1) *Les graisses qui augmentent le cholestérol*

Ce sont les graisses saturées que l'on trouve dans la viande, la charcuterie, le beurre, le fromage, le saindoux.

2) *Les graisses qui ont peu d'action sur le cholestérol*

Ce sont celles des volailles (sans peau), des crustacés et des œufs.

3) *Les graisses qui font baisser le cholestérol* et s'opposent ainsi aux dépôts graisseux.

Ce sont toutes les huiles d'olive ou de maïs, de soja ou de colza ainsi que les margarines au tournesol.

Quant aux huiles de poisson (et surtout les poissons les plus gras comme le saumon, le thon, le hareng, la sardine, le maquereau), elles font baisser le taux des triglycérides et évitent les thromboses en « fluidifiant » le sang. Elles sont donc un facteur de prévention cardio-vasculaire.

La méthode d'amaigrissement que je vous propose repose, entre autres, sur le choix entre les « bons » et les « mauvais » glucides. De la même manière, il vous faut faire le choix entre les « bons » et les « mauvais » lipides si vous avez tendance à avoir du cholestérol ou si vous entendez vous prémunir à jamais contre un tel risque [1].

Les fibres alimentaires

Ce sont des substances contenues principalement dans les légumes, les fruits et les céréales à l'état brut.

Bien qu'elles n'aient *a priori* aucune valeur énergétique, les fibres alimentaires jouent un rôle extrêmement important dans la digestion, du fait notamment de la cellulose, de la lignine, de la pectine et des gommes qu'elles contiennent. Elles permettent d'assurer un bon transit intestinal et leur absence est à l'origine de la plupart des constipations. Les fibres étant, d'autre part, très

1. Un chapitre entier est consacré à l'Hypercholestérolémie ainsi qu'à ses conséquences sur le plan des risques cardio-vasculaires. Voir aussi Annexe technique p. 268.
Je vous encourage à en prendre connaissance avec intérêt, de manière à être certain que les choix alimentaires que vous ferez dans le cadre de la méthode seront faits en conséquence.

riches en vitamines et en oligo-éléments[1] (substances minérales), leur insuffisance peut entraîner de graves carences.

Certaines fibres ont pour effet d'activer la sécrétion des sels biliaires qui digèrent les graisses et régularisent le transit intestinal. Elles entravent l'absorption digestive des lipides, diminuant ainsi le risque d'artériosclérose. Elles diminuent par ailleurs l'absorption des glucides, limitant ainsi l'augmentation du taux de sucre dans le sang (glycémie)[2].

Les fibres ont, d'autre part, l'avantage de limiter les effets toxiques de certaines substances chimiques telles que les additifs et les colorants. Selon l'avis de médecins gastro-entérologues, certaines fibres auraient le pouvoir de protéger le colon contre de nombreux risques et notamment les cancers digestifs.

Parmi ces quatre grandes familles d'aliments, les protéines sont absolument nécessaires à notre organisme, car elles contiennent des acides aminés indispensables que notre corps ne sait pas fabriquer. Il en est de même pour certains lipides qui contiennent deux acides gras essentiels (acide linoléique, acide linolénique) que nos cellules sont incapables de synthétiser. Seuls les glucides s'avèrent être les moins indispensables car l'organisme sait fabriquer du glucose à partir des graisses de réserve (constituées de triglycérides)[3].

Mais il faut savoir que les lipides et les protéines

1. Oligo-éléments : métaux ou métalloïdes présents à doses infinitésimales dans l'organisme et nécessaires comme catalyseurs pour certaines réactions chimiques de l'organisme.
2. Voir Annexe technique p. 262 à 268.
3. Voir le cycle de Krebs, Annexe technique p. 252.

se trouvent souvent combinés dans les mêmes aliments, comme c'est le cas pour la viande.

D'autre part, seuls les glucides et les lipides ont un pouvoir énergétique important.

C'est pourquoi, pour la clarté de notre exposé, nous occulterons en grande partie les protéines. Ainsi, à chaque fois que nous parlerons d'un aliment, nous le définirons par son appartenance à trois catégories seulement :

— *glucides (en précisant « bon » ou « mauvais »)*
— *lipides*
— *fibres alimentaires.*

Lorsqu'un aliment contiendra à la fois des glucides et des lipides, ce qui est le cas de la cacahuète, nous dirons qu'il est *glucido-lipidique*.

RÉSUMÉ

Les *protéines* sont des substances contenues dans de nombreux aliments d'origine animale et végétale. On les trouve dans la viande, le poisson, les œufs, les laitages et les légumineuses. Elles sont indispensables à l'organisme et leur pouvoir résiduel énergétique est très faible.

Les *glucides* ou *hydrates de carbone* sont des substances qui se métabolisent en glucose. On les trouve dans des aliments qui, à l'origine, contiennent soit du sucre (fruits, miel), soit de l'amidon (farine, céréales, féculents). L'absorption des glucides se fait, à jeun, dans le même laps de temps après leur ingestion. Leur classification se fait en fonction de leur pouvoir glycémiant, mesuré par l'index glycémique. On peut ainsi faire la distinction entre les « bons glucides » à index faible et les « mauvais glucides » à index glycémique élevé.

Les *lipides* sont des substances dont l'origine peut être aussi bien animale que végétale. Ce sont des graisses (viandes, charcuterie, poissons, beurre, huile, fromages...). Certaines d'entre elles peuvent augmenter le cholestérol (viandes, laitages) et d'autres au contraire contribuer à le faire baisser (huile d'olive etc.).

Les *fibres alimentaires* : rentrent dans cette catégorie tous les légumes verts (salades, endives, poireaux, épinards, haricots verts...) mais certains légumes secs, les fruits et les céréales à l'état brut en contiennent aussi en quantité importante. Leur consommation doit être fréquente car leur insuffisance peut entraîner de graves carences.

CLASSIFICATION LIPIDES, GLUCIDES, GLUCIDO-LIPIDES, ET FIBRES ALIMENTAIRES

LIPIDES*	GLUCIDES	ALIMENTS GLUCIDO-LIPIDIQUES	FIBRES ALIMENTAIRES
VIANDES :	FARINE	LAIT	ASPERGE
- MOUTON	PAIN	NOIX	SALADES
- BŒUF	BISCOTTE	NOISETTE	VERTES
- CHEVAL	POMME DE	AMANDE	EPINARD
- VEAU	TERRE	CACAHUÈTE	TOMATE
- PORC	RIZ	CERVELLE	AUBERGINE
CHARCUTERIE	PÂTES	FOIE	COURGETTE
VOLAILLES	SEMOULE	SOJA (farine)	CÉLERI
LAPIN	COUSCOUS	GERMES DE	CHOU
POISSONS :	TAPIOCA	BLÉ	CHOU-FLEUR
CRABE	HARICOT SEC	PÂTES AUX	CHOUCROUTE
CREVETTE	PETITS POIS	ŒUFS	HARICOT
LANGOUS-	LENTILLES	NOIX DE CAJOU	VERT
TINE	POIS CHICHES	NOIX DE COCO	POIREAU
LANGOUSTE	CAROTTE	CHOCOLAT	ARTICHAUT
ŒUF	SUCRE	OLIVE	POIVRON
FROMAGES	MIEL	CHÂTAIGNE	ENDIVE
BEURRE	ALCOOL	MARRON	CHAMPIGNONS
HUILES	MAÏS	COQUILLE ST-J.	NAVET
MARGARINES	FRUITS	HUÎTRES	SALSIFIS
	FRUITS SECS	AVOCAT	FRUITS
			LÉGUMES
			SECS

* Tous les aliments qui figurent dans cette colonne (sauf beurre, huiles et margarines) contiennent aussi des protides ou protéines.

CLASSIFICATION DES GLUCIDES

<table>
<tr><th>LES MAUVAIS GLUCIDES</th><th>LES BONS GLUCIDES</th></tr>
<tr><td rowspan="3">Sucre de canne
(blanc et roux)
Sucre de betterave
Cassonade
Miel
Sirop d'érable
Sucreries
Mélasses
Confitures, gelées
Crème glacée
Boissons sucrées
(sodas, colas)
Farines raffinées
(baguette, miche, biscottes)
Gâteaux à la farine blanche et au sucre
Pizzas
Brioches, croissants, biscuits
Quiches, feuilletés, vol-au-vent
Pâtes
(spaghetti, ravioli)
Riz blanc (raffiné)
Pommes de terre
Fécule de pomme de terre
Carottes
Maïs
Fécule de maïs
Semoule, couscous
Amidon
Céréales raffinées
- flocons de maïs
- pétales de maïs
- riz soufflé
Alcool
(particulièrement de distillation)
Chocolat avec moins de 60 % de cacao</td>
<td>Céréales brutes
(blé, avoine, orge, millet…)
Farines brutes
(non raffinées)
Pain complet
Pain intégral
Pain au son
Riz complet
Pâtes complètes
Pâtes intégrales
Fèves
Lentilles
Haricots secs
Fruits frais
Fruits secs
Petits pois
Chocolat noir amer
(70 % et plus)</td></tr>
<tr><td>TRÈS BONS GLUCIDES
Index glycémique
inférieur à 15</td></tr>
<tr><td>Céleri
Navet
Germes de soja
Cœur de palmier
Salsifis
Aubergine
Courgette
Brocoli
Concombre
Tomate
Radis
Champignons
Choux-fleur
Haricots verts
Poireau
Artichaut
Poivron
Salades vertes
Épinard</td></tr>
</table>

3

Le mythe des calories

La théorie des calories appliquée à la diététique restera certainement la plus grande « escroquerie scientifique » du XXe siècle.

C'est un piège, une duperie, une « hypothèse » simpliste et dangereuse sans fondement scientifique réel. Et pourtant elle gouverne nos comportements alimentaires depuis plus d'un demi-siècle.

Regardez autour de vous, observez votre entourage et vous constaterez que plus les gens sont enveloppés, gros, gras, voire obèses, plus ils comptent avec acharnement les calories qu'ils ingurgitent.

A quelques rares exceptions près, tout ce qu'on a appelé « régime » depuis le début du siècle est fondé essentiellement sur l'approche hypocalorique.

A tort ! Car aucun résultat, sérieux et durable, n'a pu être atteint. Sans parler des effets secondaires pour le moins désastreux.

Je reviendrai à la fin de ce chapitre sur le véritable « phénomène socioculturel », quelque peu scandaleux, qui s'est développé en matière de calories alimentaires. Car au stade où nous en sommes aujourd'hui, il n'est pas exagéré de parler de véritable « conditionnement collectif ».

Origine de la théorie des calories

C'est en 1930 que deux médecins américains, les docteurs Newburgh et Johnston de l'université du Michigan émirent l'idée dans l'une de leurs publications que « l'obésité était le résultat d'une alimentation trop "*riche*" en termes de calories plutôt que d'une déficience du métabolisme ».

L'étude, qu'ils avaient entreprise sur l'équilibre de l'énergie, portait en fait sur un nombre très limité d'observations mais surtout avait été conduite sur une durée beaucoup trop courte pour présenter un fondement scientifique sérieux.

Malgré cela, elle fut accueillie dès sa publication comme une vérité scientifique irréfutable et elle a été considérée depuis comme « parole d'Evangile ».

Pourtant, quelques années plus tard, les deux chercheurs, troublés sans doute par le tapage fait autour de leur découverte, émirent timidement de sérieuses réserves sur les conclusions auxquelles ils étaient parvenus. Mais cela passa complètement inaperçu. Leur théorie était déjà inscrite au programme des études de médecine de la plupart des pays occidentaux et, aujourd'hui encore, elle y figure en bonne place.

La théorie des calories

En diététique, la calorie est la quantité d'énergie nécessaire pour élever la température d'un gramme d'eau de 14 à 15 degrés centigrades [1].

1. Voir définition plus complète Annexe technique p. 283.

Le corps humain a besoin d'énergie. D'abord pour se maintenir à la température de 37°C, c'est en quelque sorte le besoin primaire. Mais dès l'instant où le corps entre en action, ne serait-ce que pour se maintenir en position verticale, se mouvoir, exprimer des sons, etc., un besoin d'énergie supplémentaire apparaît. Et puis, pour manger, digérer, accomplir les actes essentiels de la vie, il faut encore un complément d'énergie.

Mais le besoin quotidien d'énergie varie selon les individus, l'âge et le sexe.

La théorie des calories est la suivante :

Si les besoins énergétiques d'un individu sont de 2 500 calories par jour et qu'il n'en absorbe que 2 000, il y aura création d'un déficit de 500 calories. Pour combler ce déficit, l'organisme humain ira prélever une quantité d'énergie équivalente dans les graisses de réserve, ce qui par conséquent entraînera une perte de poids.

A contrario, si un individu absorbe quotidiennement 3 500 calories alors que ses besoins sont de 2 500, il va créer un excédent de 1 000 calories qui seront automatiquement stockées sous forme de graisses de réserve.

La théorie part donc du postulat que dans un sens comme dans l'autre, il n'y a pas de déperdition d'énergie. C'est mathématique ! Et la formule résulte d'une équation qui s'inspire directement de la théorie de Lavoisier sur les lois de la thermodynamique.

A ce stade, on peut déjà se demander comment des prisonniers dans les camps de concentration ont pu survivre pendant près de cinq ans avec seulement 700 à 800 calories par jour. Si la théorie des calories avait été fondée, ils auraient dû mourir dès que leurs réserves de graisse étaient épuisées, c'est-à-dire au bout de quelques mois.

De la même façon, on peut se demander pourquoi les gros mangeurs qui ingurgitent 4 000 à 5 000 calories par jour ne sont pas plus gras (certains restent même toujours maigres). Si la théorie des calories était fondée, ces gros mangeurs devraient peser 400 à 500 kilos au bout de quelques années.

Comment expliquer, d'autre part, qu'en mangeant moins (en réduisant leur quantité journalière de calories absorbées), certaines personnes continuent à grossir ? Voilà en tout cas comment des milliers d'individus grossissent tout en mourant de faim [1].

L'explication

La première question est de savoir pourquoi en réduisant l'apport de calories, il n'y a pas perte de poids.

En fait, la perte de poids a lieu mais elle constitue un phénomène éphémère. Et ceci est, en réalité, la raison pour laquelle les docteurs Newburgh et Johnston se sont mépris car leurs observations portaient sur une période beaucoup trop courte.

Le phénomène est le suivant :

Imaginons que les besoins journaliers de l'individu soient de 2 500 calories et que, pendant une période prolongée, l'apport calorique ait été fait

1. Voir le tableau « Le martyre de l'obèse » (d'après le Dr Ruasse). Annexe technique p. 288.

en fonction de ce besoin. Si subitement la ration de calories tombe à 2 000, il y aura en effet utilisation d'une quantité équivalente de graisses de réserve pour compenser et l'on pourra constater une perte de poids.

En revanche, si l'apport calorique s'établit désormais au niveau de 2 000 calories contre 2 500 antérieurement, l'organisme animé par son instinct de survie va très rapidement ajuster ses besoins énergétiques au niveau de l'apport. Puisqu'on ne lui donne que 2 000 calories, il n'en consommera que 2 000. La perte de poids sera donc rapidement interrompue. Mais l'organisme n'en restera pas là. Son instinct de survie va le pousser à une plus grande prudence. Et cette prudence sera telle qu'il va faire des réserves. Si on ne lui donne désormais que 2 000 calories, eh bien ! il va diminuer encore ses besoins énergétiques à par exemple 1 700 et stocker ainsi la différence de 300 calories en graisses de réserve.

On aboutit ainsi au résultat inverse de celui escompté puisque, paradoxalement, alors que notre sujet mange moins, il va progressivement se remettre à grossir.

En fait, l'être humain, animé en permanence par son instinct de survie, ne se comporte pas différemment du chien qui enterre ses os alors qu'il meurt de faim. Curieusement, c'est en effet lorsque le chien est nourri très irrégulièrement qu'il fait appel à son instinct ancestral et enterre sa nourriture, se constituant ainsi des réserves alors qu'il est affamé.

Combien d'entre vous ont-ils été les victimes abusées de cette théorie sans fondement de l'équilibre des calories ?

Vous avez certainement rencontré dans votre entourage des obèses qui mouraient de faim. Ceci est particulièrement vrai parmi les sujets féminins. Les cabinets de psychiatres sont d'ailleurs encombrés de femmes dont la dépression nerveuse résulte trop souvent de l'application de la théorie des calories. Dès qu'elles entrent dans le cycle infernal, elles en deviennent très rapidement esclaves car elles savent que tout arrêt conduit à une reprise de poids supérieur à celui qu'elles avaient au départ.

La plupart des membres du corps médical se voilent complètement la face. Ils se rendent bien compte que leurs patientes ne maigrissent pas, mais ils les soupçonnent plutôt de ne pas jouer le jeu et de manger en cachette. Certains organismes ont même organisé des séances de thérapie de groupe, où chaque obèse vient publiquement devant ses camarades confesser ses pertes de poids, accueillies par des applaudissements, ou ses gains de poids, sanctionnés par des sifflets. La cruauté mentale de telles pratiques nous laisse un arrière-goût moyenâgeux.

L'homme au caducée (hormis certains spécialistes) remettra d'autant moins en question ses connaissances de base que ces dernières (en ce domaine) sont plutôt rudimentaires. En matière de nutrition, à part quelques lieux communs, sa culture scientifique est plutôt mince.

D'ailleurs, la nutrition n'est pas un domaine qui intéresse particulièrement les médecins. J'ai remarqué que, parmi la vingtaine de médecins avec lesquels j'ai travaillé avant d'écrire ce livre, tous sans exception ont été amenés à s'intéresser à la nutrition, à faire de la recherche et à entreprendre des expérimentations, parce qu'ils avaient eux-mêmes à l'origine un sérieux problème de poids à résoudre.

Ce qui est navrant, voire scandaleux, c'est que l'on ait laissé se développer dans le grand public l'idée selon laquelle la théorie des calories avait un fondement scientifique réel. Cette théorie a malheureusement acquis ses lettres de noblesse et constitue désormais l'une des données culturelles essentielles de notre civilisation occidentale.

La théorie des calories est à ce point ancrée dans les mentalités qu'il n'est pas un restaurant de collectivité, une cafétéria de quartier ou une cantine militaire qui n'affiche le nombre de calories de chaque plat, pour permettre à chacun de se retrouver en pays de connaissance. Il ne se passe pas une semaine sans qu'un des nombreux journaux féminins ne fasse la « une » sur les problèmes d'amaigrissement en nous révélant les derniers menus mis au point par une équipe de diététiciens professionnels qui, à la lumière de la théorie des calories, vous propose, à quelque chose près, « une mandarine au petit déjeuner, une demi-biscotte à onze heures, un pois chiche à midi et une olive le soir… ».

On peut se demander, pourtant, comment l'approche hypocalorique a pu pendant aussi longtemps faire illusion. Il existe deux réponses à cette question. La première, c'est qu'un régime hypocalorique donne toujours des résultats. La privation de nourriture, sur laquelle il est fondé, conduit forcément à un certain amaigrissement. Mais ce résultat comme nous l'avons vu est toujours éphémère. Le retour à la situation initiale est non seulement systématique mais dans la plupart des cas la reprise est supérieure. La deuxième raison, c'est que la « basse calorie » est aujourd'hui un formidable enjeu économique. Son exploitation est devenue désormais un tel marché que l'on doit faire face à un véritable lobby, dont l'industrie alimentaire et quelques cuisiniers égarés sont désormais, avec la complicité de diététiciens diplômés, les principaux bénéficiaires.

La théorie des calories est fausse et vous savez maintenant pourquoi, mais vous n'en êtes pas pour autant débarrassé. Car elle est à ce point ancrée dans votre esprit que vous vous surprendrez pendant longtemps encore à vous comporter selon ses principes.

Quand nous aborderons la méthode d'alimentation que je vous recommande dans ce livre, vous risquez fort d'être troublé, dans la mesure où ce que je vous propose peut apparaître en totale contradiction avec cette fameuse théorie.

Si c'est le cas, relisez ce chapitre jusqu'à ce que les choses deviennent parfaitement claires pour vous [1].

1. Voir aussi l'Annexe technique p. 283.

4

Comment fabrique-t-on les kilos en trop?

Nous avons vu dans le chapitre précédent que le solde positif entre les « calories absorbées » et les « calories brûlées » ne pouvait pas expliquer la surcharge pondérale. En d'autres termes, il ne justifie pas la constitution de graisses de réserve. Il y a donc une autre explication que je vous propose d'étudier dans ce chapitre.

L'insuline

Le processus de constitution ou de non-constitution de graisses de réserve étant directement lié à la sécrétion d'insuline, il est nécessaire de commencer ce chapitre en disant quelques mots sur cette hormone. L'*insuline* est une hormone[1] sécrétée par le pancréas et dont le rôle est vital dans le métabolisme. Elle a pour fonction d'agir sur le *glucose* (c'est-à-dire le sucre) contenu dans le

1. L'insuline est une hormone sécrétée par de petits amas de cellules du pancréas, appelés îlots de Langerhans.

sang, de manière à le faire pénétrer dans les tissus de l'organisme. A ce stade, le glucose est utilisé soit pour satisfaire les besoins énergétiques immédiats du corps, soit, s'il existe en quantité importante, pour constituer des réserves de graisses.

Nous allons faire maintenant différentes hypothèses pour déterminer dans quelles conditions, avec quel type d'alimentation, et dans quelle proportion se constituent les réserves de graisses.

Ingestion d'un glucide

Par exemple, d'une tranche de pain mangée *seule*.

Le pain est un glucide dont l'amidon métabolisé en glucose passe directement dans le sang. L'organisme se trouve ainsi subitement en hyperglycémie[1] (augmentation du taux de sucre dans le sang). Le pancréas décide alors de sécréter de l'*insuline*. Cette sécrétion d'insuline a en fait deux objectifs :

1° Fixer le glucose dans les tissus de l'organisme, soit pour constituer une réserve d'énergie à court terme utilisée pour les besoins vitaux et immédiats du corps (glycogène), soit pour constituer un stock à plus long terme, sous forme d'une réserve de graisses ;

2° Faire baisser le taux de sucre dans le sang (voir chapitre sur l'hypoglycémie) pour le ramener à la valeur normale qui est de 1 g par litre de sang.

1. Voir chapitre 7 sur l'hypoglycémie ainsi que le § B LA GLYCÉMIE, Annexe technique p. 246

Ingestion d'un glucide et d'un lipide

Par exemple, d'une tartine de pain *beurré*.

En ce qui concerne le phénomène métabolique, nous nous trouvons devant un processus identique à celui décrit au paragraphe précédent.

Le glucide est transformé en glucose, le taux du sucre dans le sang augmente, le pancréas sécrète de l'insuline.

En revanche, la différence fondamentale est que, dans ce cas de figure, le lipide se retrouve transformé dans le sang en acide gras.

Si le pancréas est en parfait état, la dose d'insuline qu'il sécrétera sera exactement en rapport avec la quantité de glucose à traiter. Si en revanche, le pancréas est défectueux, la quantité d'insuline qu'il libérera sera supérieure à celle qui était nécessaire pour traiter le glucose et ainsi une partie des acides gras (qui en temps normal eût été brûlée) sera anormalement stockée en graisses de réserve. Vous comprenez alors que ce qui fait la différence entre celui qui a tendance à l'embonpoint et celui qui peut manger n'importe quoi sans grossir, c'est l'état du pancréas, le premier ayant tendance à faire de l'hyperinsulinisme [1].

L'importance du stockage d'une partie des acides gras est liée non seulement à l'état du pancréas, mais aussi à l'importance de l'index glycémique du glucide ingéré.

Imaginons que nous mangions à jeun une tartine de pain beurré. Deux hypothèses peuvent être envisagées :

— La tartine est faite de pain blanc.

1. Voir Annexe technique p. 293 : INSULINE ET OBÉSITÉ.

Le pain blanc ayant un index glycémique de 70, la glycémie va s'élever d'une manière importante. Le pancréas s'il est en mauvais état va alors sécréter une quantité trop importante d'insuline qui aura pour effet de piéger une partie des acides gras (résultant de la métabolisation du beurre) et ainsi de constituer des graisses de réserve.

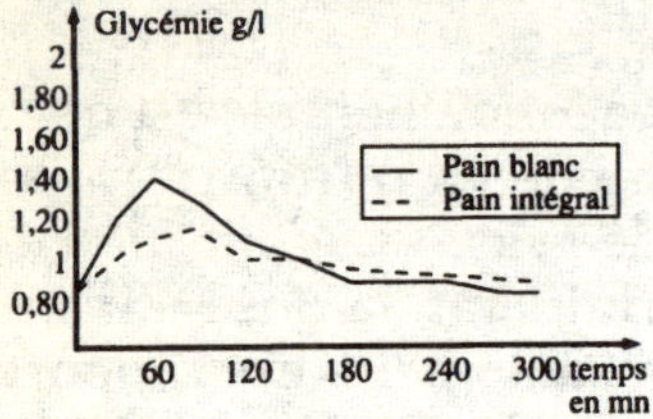

Courbe de glycémie

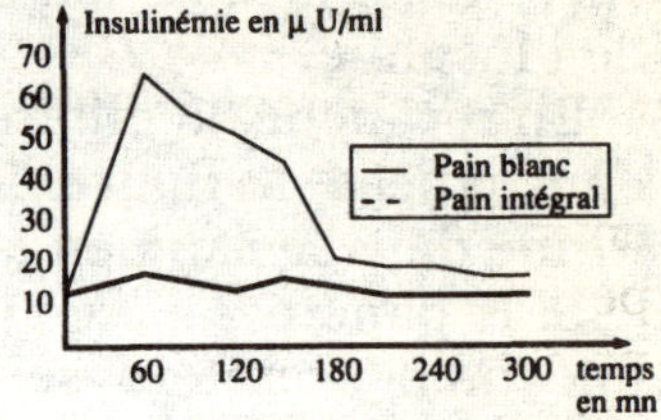

Courbe d'insuline

— Si la tartine est faite de pain intégral dont l'index glycémique est bas (35), la courbe de glycémie sera modeste et par voie de conséquence la réponse insulinique sera faible (voir courbe ci-dessus). Aucun stockage anormal des graisses de réserve ne devrait donc avoir lieu.

Ingestion de lipides seuls

Par exemple, d'un morceau de fromage mangé *seul*.

La métabolisation d'un lipide seul n'a aucun effet glycémique, c'est-à-dire qu'il n'y a aucune libération de glucose dans le sang. En conséquence le pancréas ne sécrète pratiquement pas d'insuline.

En l'absence d'insuline il y a donc peu de risque de stockage en graisses de réserve.

Cela ne veut pas dire pour autant que l'ingestion ne sert à rien. Car au cours du processus de digestion, l'organisme puise dans l'aliment en question toutes les substances qui sont nécessaires à son métabolisme énergétique ainsi que les vitamines, les acides gras essentiels et les sels minéraux (calcium des laitages).

On peut se rendre compte que c'est en réalité l'abus de glucides à index glycémiques élevés qui en provoquant de trop fréquentes hyperglycémies entraîne un dysfonctionnement pancréatique. L'hyperinsulinisme qui en résulte a donc pour effet de provoquer un stockage anormal des acides gras en graisses de réserve.

On constate ainsi que c'est une alimentation abusivement hyperglycémiante qui, associée à une consommation de graisses, va progressivement entraîner une prise de poids par hyperinsulinisme interposé. Les mauvais glucides sont « le cheval de Troie » des lipides.

Mais bien que ce chapitre soit, à mon sens, le plus important de tous puisqu'il définit le processus de base de la constitution des graisses de réserve, il est insuffisant pour que vous compreniez encore pourquoi en continuant à manger tout à fait normalement mais « *différemment* » on peut, dans un premier temps, perdre tous les kilos superflus et, dans un second temps, se maintenir à un niveau idéal.

5

La gestion des stocks

Dans le chapitre précédent nous avons mis en évidence la cause principale de la formation des graisses de réserve. C'est en fait l'explication de la prise de poids.

Vous avez donc compris que *l'association lipide-glucide dans le cadre d'un fonctionnement pancréatique défectueux pouvait être à l'origine des kilos en trop*. En fait, au lieu de parler de glucides, je devrais préciser de « mauvais glucides », car comme nous l'avons vu au chapitre 2, c'est plus leur qualité que leur présence qui est en cause.

Peut-être le saviez-vous déjà. Mais ce que vous ne connaissiez probablement pas, c'est le mécanisme scientifique de ce phénomène.

Ce que vraisemblablement vous ignorez également, c'est la méthode pour mettre en application les principes de base d'un *mode d'alimentation particulier* qui peut vous permettre de retrouver et maintenir votre équilibre pondéral.

Imaginons que vous pesiez 87 kg alors que, compte tenu de votre taille, votre poids idéal devrait être de 72 kg. Vous avez donc un poids excédentaire de 15 kg. Certains ont toujours eu une corpulence et un poids supérieurs à la «normale», mais ce n'est pas le cas le plus fréquent. En tout cas, cela ne veut pas dire pour autant que le nouveau mode alimentaire ne sera pas efficace, bien au contraire.

Comme pour bon nombre de vos contemporains, lorsque vous aviez vingt à vingt-cinq ans, votre poids était à peu près idéal. Et puis, petit à petit, sans que vous vous en rendiez vraiment compte, vous avez pris progressivement quelques kilos.

Les raisons sont apparemment pour tout le monde à peu près les mêmes : sédentarité et changement de régime alimentaire.

Le premier changement notoire de régime alimentaire intervient très souvent avec le mariage et le développement de la vie sociale. Mais ce qui marque généralement le plus le tour de taille, ce sont les nouvelles habitudes alimentaires acquises dans le cadre de la vie professionnelle.

L'alimentation y est en effet irrégulière, soit insuffisante, soit trop abondante. Mais nous reviendrons plus tard sur les raisons pour lesquelles ces pratiques sont mauvaises.

Vous avez donc plusieurs kilos de trop et il s'agit, maintenant pour vous, de savoir comment vous en débarrasser.

Nous allons nous limiter ici à considérer uniquement l'aspect technique du phénomène. Car l'esprit cartésien de la plupart de nos contemporains est ainsi fait qu'il exige de connaître les raisons pour lesquelles se produit un phénomène.

Le principe de base du nouveau mode d'alimentation que je vous propose repose, entre autres, sur le fait que l'on évite dans la plupart des cas de figure de mélanger les lipides et les mauvais glucides, tout en ayant soin de privilégier les bons lipides pour prévenir les maladies cardio-vasculaires.

Les protéines-lipides seront par ailleurs accompagnés de légumes différents, essentiellement des fibres (ce que nous verrons plus loin dans le détail).

Exemple de repas dans lesquels les mauvais glucides ne figurent pas :

N° 1 :

Sardines (protéines + « bons » lipides)
Omelette aux champignons
(protéines-lipides + fibres)
Salade verte (fibres)
Fromage (protéines-lipides)

Ou encore N° 2 :

Saumon fumé (protéines + « bons » lipides)
Gigot haricots verts
(protéines-lipides + fibres)
Salade verte (fibres)
Fraises (fibres)

Ou encore N° 3 :

Salade de tomates (fibres)
Thon aubergine
(protéines + « bons » lipides + fibres)
Salade verte (fibres)
Fromage (protéines-lipides)

Aucun de ces trois menus ne comporte de mauvais glucides. Bien évidemment, chacun de ces repas, pour qu'il soit conforme à notre méthode, sera pris *sans pain*. Et si le fromage est du fromage blanc, *aucun sucre* ne sera ajouté si ce n'est un éventuel édulcorant de synthèse [1].

Mais restons-en pour l'instant au niveau technique pour découvrir comment a lieu la perte de poids.

Nous avons vu dans le chapitre précédent que, si l'alimentation était dépourvue de glucides, le pancréas ne sécrétait pas d'insuline et que, par conséquent, il n'y avait pas constitution de graisses de réserve.

Puisque l'organisme a besoin d'énergie pour maintenir son équilibre vital (maintien du corps à 37° C et dépenses énergétiques des mouvements), il va alors puiser dans ses graisses de réserve pour dégager l'énergie qui lui est nécessaire.

C'est ainsi qu'en s'alimentant tout à fait normalement (apport en vitamines, sels minéraux...), l'organisme va réduire de lui-même ces graisses de réserve qui constituent l'excès de poids. Il va en quelque sorte brûler d'une manière prioritaire les stocks de graisses accumulés préalablement.

En tant que « manager » vous connaissez la règle de gestion appliquée aux stocks : « dernier rentré - dernier sorti ; premier rentré - premier sorti ».

En présence de mauvais glucides, la règle des stocks n'est jamais respectée puisque, comme nous l'avons vu dans le chapitre précédent, il y a dans ce cas constitution de réserves à très court terme pour les besoins *immédiats* (dernier rentré - premier sorti) et s'il y a surplus, celui-ci est emma-

1. Attention à la composition de certains fromages blancs qui peuvent contenir du sucre. De plus choisissez de préférence les fromages blancs bien égouttés (en faisselle) de manière à éliminer le petit-lait qui contient un glucide (le lactose).

gasiné sous forme de graisses de réserve, sans espoir de sortie.

En excluant les mauvais glucides du bol alimentaire, l'organisme retrouve donc l'une de ses fonctions primaires, qui est d'utiliser en priorité ses stocks pour assurer son approvisionnement énergétique.

Mais la question qui vous vient certainement à l'esprit est de vous demander ce qui se passe lorsqu'il n'y a plus de graisses de réserve.

Lorsque celles-ci ont été complètement utilisées, et que l'on se trouve en quelque sorte en « rupture de stock », lorsque l'organisme a pratiquement retrouvé son poids normal, il décide alors de conserver un « *stock tampon minimal* » qu'il alimentera lui-même au fur et à mesure des besoins.

L'organisme, tel le plus performant de vos ordinateurs, va donc mettre en place une gestion optimale de ses stocks de graisses. Et ce, tant que le programme ne sera pas perturbé par l'interférence des mauvais glucides.

Mais il ne faudrait pas en déduire prématurément que l'application des principes de notre nouveau mode alimentaire vous interdise à jamais l'ingestion de frites, pâtisseries et autres sucres.

Les mauvais glucides pourront toujours faire partie de l'alimentation. A condition de n'en faire usage qu'exceptionnellement, ce qui constituera d'ailleurs un écart, dont il faudra tenir compte dans la gestion de votre alimentation. Mais nous verrons dans le chapitre suivant comment mettre facilement cette règle en application.

Nous verrons notamment qu'après avoir résorbé notre surplus de graisses de réserve, lorsque nous entrerons dans la phase de stabilisation, nous pourrons réintégrer dans les repas comportant des lipides une certaine quantité de mauvais glucides. Mais nous serons à la fois *prudent* et *sélectif*.

Car ce dont vous souffrez, pour employer un terme médical, c'est d'une *mauvaise tolérance au glucose, c'est-à-dire aux sucres*. C'est d'ailleurs ce qui fait la seule différence entre vous, mangeur normal qui « faites de la graisse », et votre voisin qui est sec comme un coup de trique et qui « bâfre » comme un ogre.

Vous faites une intolérance aux sucres, peut-être pour des raisons héréditaires [1], mais vous êtes assurément aussi l'une des trop nombreuses victimes des habitudes alimentaires déplorables de notre civilisation. Dans tous les pays industrialisés la tendance à privilégier les mauvais glucides s'est forcément accentuée depuis une quarantaine d'années.

En réalité, on vous a *intoxiqué* aux mauvais glucides et il va vous falloir un peu de temps pour revenir à une sensibilité normale.

Tout cela a commencé avec votre enfance. L'eau sucrée, les bouillies, les petits gâteaux, les bonbons et les sucettes. Et puis, il y a eu les pâtes et le riz. C'est tellement plus facile à préparer que la mousseline de céleri ou les blancs de poireaux. Il y a eu aussi les goûters, les grosses tartines de pain beurré, les pains au lait, les brioches, les confitures et le pain d'épice de la grand-mère. Plus tard, en pension ou à l'armée, c'étaient les

1. Une étude publiée le 23.01.1986 dans le New England Journal of Medecine portant sur 540 adultes tous adoptés dans l'enfance, montre que l'obésité est avant tout le fait d'un facteur héréditaire (parents biologiques).

pommes de terre, les pâtes, le riz blanc. Il fallait des choses bien nourrissantes, qui calent. Et toujours beaucoup de pain et du sucre. Le sucre, c'est bon pour les muscles, vous disait-on.

Ensuite, en faculté, c'était soit la « tambouille » du « Resto U », soit le sandwich au bistrot du coin, soit le fast-food. Les « petites bouffes sympas » chez les copines, ou organisées à l'improviste dans votre « piaule » n'étaient en réalité que des « hydrates de carbone parties ».

Et, depuis que vous êtes dans la vie active, même si la qualité de votre alimentation est bien meilleure, vous êtes toujours la victime permanente des habitudes déplorables de votre entourage.

Chez vous, vous mangez comme les enfants les sempiternels pâtes, riz, pommes de terre avec parfois de la béchamel. C'est rapide et si facile à faire, surtout qu'à notre époque les farines ne font plus de grumeaux.

Au bureau ce n'est pas mieux. Quand on est un cadre ambitieux, un jeune loup aux dents longues, on ne dévore que ses collègues. La réunion de la matinée se prolonge-t-elle ? on demande à la secrétaire de « faire monter des sandwiches ». C'est plus rapide et tellement plus simple.

Et puis, productivité et carrière obligent, on essaie de gagner du temps car on en manque en permanence. Alors on prend des rendez-vous pendant l'heure du repas. Cela permet de faire du zèle, mais oblige à sauter le déjeuner. Et comme il faut tenir le coup on boit du café [1]. Du café fort

1. Le café, comme nous le verrons au chapitre 6, a pour effet de stimuler la sécrétion d'insuline et de renforcer ainsi la sensibilité aux glucides.

autant que possible, et naturellement avec du sucre, du sucre normal bien entendu car c'est toujours bon pour les muscles même quand ils ne travaillent pas.

Très souvent on a ces fameux repas d'affaires. On se donne bonne conscience devant sa secrétaire en disant : « Je m'en serais bien passé ! Quelle corvée ! Mais je ne peux pas refuser. La réussite de notre affaire en dépend, je ne peux donc m'y soustraire. »

Et, bien que le choix se soit porté, grâce aux judicieux conseils de quelques bons guides, sur l'un de ces merveilleux restaurants pratiquant la nouvelle cuisine, légère et peu énergétique, par définition, vous vous jetez en arrivant sur le petit pain. Un petit pain souvent énorme, d'ailleurs, que vous dévorez en un instant après l'avoir copieusement tartiné du bon beurre fermier qui traînait sur la table.

Et puis souvent il y a les cocktails. Là aussi, c'est peut-être la corvée, mais ce n'est pas une raison pour vous « empiffrer » de ces merveilleux petits canapés préparés par Gaston Lenôtre.

Le samedi et le dimanche c'est la « bonne bouffe » avec les amis. La « couscous partie » au club, ou les traditionnels repas de famille. La pomme de terre sous la cendre dans la maison de campagne, ou bien ce gratin dauphinois qu'il serait un crime de ne pas manger avec un si bon gigot.

Et voilà comment, tel le « Bibendum » de chez Michelin, vous fabriquez votre propre pneu, une roue de secours dont vous n'aurez jamais à vous servir et qui devient d'autant plus encombrante qu'elle augmente presque à vue d'œil.

Mais voilà surtout comment, car c'était mon propos à l'origine, on vous a, ou vous vous êtes, *intoxiqué aux glucides de mauvaise qualité*, c'est-à-dire ceux dont la libération de glucose est beaucoup trop importante.

Il va donc falloir faire une *cure de désintoxication* qui coïncidera d'ailleurs avec la perte de vos excédents de graisse.

Il va falloir en quelque sorte *élever votre seuil de tolérance aux sucres*. Car, pour l'instant, il est très bas. Ce qui signifie que dès que vous absorbez la moindre parcelle de glucide et particulièrement de mauvais glucides votre pancréas se met en route et fabrique une dose anormale d'insuline.

En d'autres termes, la dose d'insuline produite par votre pancréas n'est plus en rapport avec la quantité de glucose libérée dans le sang. Comme elle est excédentaire, elle a pour effet de récupérer une partie des acides gras pour les stocker sous forme de graisses de réserve. Vous faites tout simplement de l'hyperinsulinisme [1].

Mais ces fameuses mauvaises habitudes alimentaires qu'on vous a inculquées ou que vous avez prises par facilité n'ont pas pour seule conséquence d'être responsables de votre embonpoint. Elles sont aussi responsables d'un grand nombre de maux dont vous avez souffert, dont vous souffrez encore, et dont les principaux sont la *fatigue* et les troubles digestifs, avec toutes les implications qu'on leur connaît. Mais ces deux aspects particuliers seront étudiés en détail dans les chapitres sur l'hypoglycémie et sur la digestion.

A ce stade, je tiens à rassurer tout de suite mon

1. Voir Annexe technique p. 293.

lecteur. L'originalité des principes que je recommande n'a pas pour effet de vous laisser, comme dans la plupart des régimes, une marge de manœuvre insignifiante.

C'est exactement le contraire. Je vous l'ai déjà précisé dans l'introduction. Vous pourrez mettre en pratique les règles énoncées au chapitre suivant avec la plus grande facilité, car elles sont d'une grande simplicité et ont un côté pratique que l'on rencontre rarement.

Même au début, quand il vous faudra supprimer catégoriquement certains aliments ou certaines combinaisons, vous aurez d'autant moins de mal à le faire que par obligation professionnelle vous prenez la plupart de vos repas à l'extérieur. Chez vous, il vous sera peut-être plus difficile de changer du jour au lendemain les principes de l'ordinaire. Car on ne peut pas faire un menu pour chacun. Mais lorsque la maîtresse de maison aura compris (en voyant les résultats et en lisant ce livre) que ces nouvelles règles alimentaires sont bonnes et efficaces, non seulement pour vous, mais aussi pour elle ou les enfants, elle changera rapidement d'avis et accueillera vos demandes avec beaucoup plus d'enthousiasme.

D'une manière générale, dans la vie, tout principe quel qu'il soit est relativement facile à admettre. Ce qui pose des problèmes, c'est toujours son application. Et peut-être, bien que quelques-unes des règles développées dans ce livre ne soient pas inconnues, est-ce la raison pour laquelle beaucoup d'entre vous, faute de guide, n'ont jamais pu les mettre en pratique d'une manière efficace.

Etudiez donc scrupuleusement le chapitre suivant car, non seulement c'est grâce à lui que vous gagnerez la « bataille du pneu », mais c'est aussi grâce à lui que vous vous découvrirez une forme physique et intellectuelle exceptionnelle.

6

La méthode

Nous voici donc arrivés au cœur du sujet. Les chapitres précédents vous ont peut-être paru un peu longs étant donné l'impatience que vous aviez d'arriver à la méthode proprement dite pour pouvoir, sans plus attendre, mettre en application les nouveaux principes qui doivent vous permettre de réaliser votre objectif : *perdre du poids, mais aussi ne jamais en reprendre,* et ce, tout en continuant à mener une vie sociale et professionnelle identique.

Mais j'insiste beaucoup, notamment pour ceux qui auraient tendance à l'occulter, que la lecture de ce qui précède est *absolument indispensable* pour que la mise en pratique de ces principes soit bien comprise et devienne un succès. Il est en effet indispensable de connaître certains mécanismes et aussi d'éliminer pour toujours de son esprit des idées reçues telles que la référence aux calories.

Comme je l'ai déjà évoqué, la description de la méthode se fera en deux stades :

1. La perte de poids proprement dite.

2. Le maintien de l'équilibre pondéral, c'est-à-dire la phase de stabilisation ou le rythme de croisière.

La perte de poids
Phase 1

Ce n'est pas à vous, « managers », que je vais apprendre que la première chose à faire quand on commence à mettre en œuvre un projet, et qui plus est un projet ambitieux, c'est de se fixer un objectif.

Il vous faut donc déterminer le nombre de kilos que vous avez en trop (cf. page 281). Peut-être avez-vous déjà une idée plus ou moins précise de ce que vous souhaiteriez perdre. Je sais, par exemple, que si vous pouviez vous débarrasser de quatre ou cinq kilos (alors que peut-être vous en avez dix ou douze de trop) vous seriez très heureux.

Je vous encourage, pour ma part, à être plus exigeant que cela. Vous êtes ambitieux et déterminé pour votre business. Soyez-le aussi pour vous-même. Vous contenteriez-vous de 4 ou 5 % de part de marché si votre force de vente et votre équipe marketing étaient capable d'atteindre 12 % ? Non, évidemment ! Alors faites la même chose avec vous-même.

Vous aimez les situations de « challenge ». Alors montrez-le !

Mais un objectif en termes de *quantité* n'est peut-être pas suffisant pour certains. Il doit aussi être exprimé en termes de *temps*. X kilos, d'accord, mais en combien de temps ?

Il faut savoir que chaque organisme est animé d'une sensibilité particulière. Plusieurs facteurs peuvent expliquer la différence : le sexe, l'âge, le passé alimentaire, l'historique diététique, l'hérédité. C'est pourquoi il est difficile de dire combien de kilos vous allez pouvoir perdre par semaine. Pour certains cela sera de un à deux kilos, pour d'autres un peu moins. Encore que dans de nombreux cas, il pourrait y avoir une chute importante au début, puis une diminution plus lente. Ne soyez donc pas inquiet si c'est plus long pour vous que pour une autre personne de votre entourage.

Les aliments sous haute surveillance

Je sais par expérience que psychologiquement, ce n'est pas bon de commencer par le négatif. C'est pourquoi pendant très longtemps j'ai d'abord essayé d'insister sur ce qui était permis, avant de signaler ce qui ne l'était pas. Mais en réalité c'est assez fastidieux car la liste de ce qui est permis est tellement longue que l'on n'en finit pas. Ce qui est à proscrire est beaucoup plus court et tellement plus important qu'il vaut donc mieux s'y attarder en premier lieu.

Le sucre

C'est le champion toutes catégories des mauvais glucides.

Le sucre devrait toujours être accompagné du symbole du danger. Car c'est un *produit* qui peut être *dangereux* quand on en fait une consommation importante, ce qui est le cas malheureusement de la plupart de nos contemporains et notamment des enfants.

Je lui ai consacré un chapitre entier car il est

indispensable que vous soyez à jamais convaincu de son rôle néfaste dans l'alimentation, et de ses conséquences, non seulement au niveau des kilos en trop, mais aussi et surtout au niveau de la fatigue (voir chapitre sur l'hypoglycémie), du diabète, des gastrites, des caries dentaires et des maladies coronariennes.

Mais, pensez-vous peut-être, le sucre est indispensable. Eh bien, non, il n'est pas indispensable. La preuve en est que pendant des dizaines de milliers d'années, l'homme n'en a pas eu à sa disposition et qu'il ne s'en portait pas plus mal, bien au contraire.

Le sucre, il y a moins de deux siècles, était encore un produit de luxe peu accessible à la majorité de la population. Aujourd'hui, il fait autant de ravages que l'alcool et la drogue réunis, tant sa consommation a été généralisée.

Mais alors, vous demandez-vous, si l'on supprime totalement le sucre, comment va-t-on pouvoir maintenir dans le sang le taux minimum indispensable.

Bonne question !

Sachez donc que l'organisme n'a que faire d'un apport extérieur de sucre (c'est d'ailleurs dans ce cas qu'il est perturbé au niveau glycémique) car il sait le fabriquer lui-même sous forme de glucose quand il en a besoin et c'est de loin ce qu'il préfère. Le glucose est en effet le seul carburant de l'organisme.

Au fur et à mesure que l'organisme détermine ses besoins en sucre, ce dernier est directement fabriqué à partir de graisses de réserve. Les graisses sont tout simplement transformées en glucose.

Ne consommez donc plus de sucre !

De deux choses l'une, ou bien vous pouvez vous en passer et je vous en félicite, ou bien vous le remplacez par un édulcorant de synthèse [1].

Le pain

Le pain aurait pu faire l'objet d'un chapitre entier car il y a beaucoup à en dire. En bien, pour le « bon » pain, si rare à notre époque, mais surtout en « mal » pour le décevant produit qui est vendu désormais par la grande majorité des boulangers.

Le pain ordinaire, étant fabriqué avec des farines raffinées (sans parler des pâtes industrielles congelées), est de ce fait dépourvu complètement de tout ce qui est nécessaire à un métabolisme normal. Sur le plan nutritif il n'apporte rien sinon de l'énergie sous forme de glucose.

Sur le plan digestif, il n'apporte que des troubles, étant donné que tous les éléments qui devaient lui assurer une bonne digestion ont disparu avec le raffinage de la farine.

D'ailleurs, plus le pain est blanc, plus il est « mauvais » de ce point de vue-là. Car la blancheur indique un très grand raffinage de la farine.

Le pain intégral, le pain complet [2] ou le pain fabriqué à l'ancienne avec des farines non raffinées est beaucoup plus acceptable, car il comporte des fibres. La quantité de glucose qu'il libère est très nettement inférieure au pain blanc. Il a donc un effet moins « grossissant ».

1. Voir chapitre 10 sur le sucre.
2. Voir Annexe technique p. 251.

Mais aussi bon soit-il, même ce pain-là sera provisoirement supprimé au cours des repas. Il faudra en revanche en manger souvent au petit déjeuner, ce que nous verrons un peu plus en détail ultérieurement.

Y a-t-il une inquiétude de votre part du fait de la suppression du pain ? Si oui, je vous rassure tout de suite.

Si vous êtes un consommateur de pain ordinaire, ce qui est le cas de 95 % de la population, vous n'avez rien à perdre en n'en mangeant plus (sinon des kilos). Au contraire, vous avez tout à gagner en l'abandonnant car il est si néfaste à votre santé que ce sera une sage résolution.

En revanche, si vous ne mangez qu'*exclusivement* du pain complet ou du pain fabriqué avec des farines non raffinées (ce qui prouverait que vous avez déjà une bonne culture diététique), vous risquez alors de perdre quelque chose, notamment au niveau du transit intestinal.

Mais rassurez-vous, non seulement vous allez pouvoir continuer à en prendre au petit déjeuner mais nous allons aussi, en remplacement, vous recommander la consommation de légumes à fibres dont le rôle, dans le transit intestinal, est aussi, sinon plus important.

Les féculents

Les féculents sont des farineux constitués d'amidon. Ce sont pour la plupart de mauvais glucides et certains devront être exclus.

La pomme de terre

Le premier des féculents est la pomme de terre. Sachez, pour la petite histoire, que lorsque la pomme de terre a été rapportée du Nouveau Monde en 1540 par les navigateurs, les Français ont délibérément refusé cette racine tout juste bonne à donner aux cochons. Ils la trouvèrent si mauvaise qu'ils en refusèrent la consommation, ce qui n'était pas le cas des populations nordiques, allemandes, scandinaves, irlandaises... qui l'adoptèrent. Il faut avouer qu'ils n'avaient pas tellement le choix, n'ayant le plus souvent rien d'autre à manger.

Les Français traitèrent donc avec mépris ce « tubercule à cochons » pendant plus de deux siècles.

Il fallut attendre la publication en 1789 par Parmentier d'un *Traité sur la culture et les usages de la pomme de terre* pour que nos concitoyens se décident à consommer le tubercule en question. La famine de l'époque les y avait d'ailleurs un peu contraints.

On découvrit, plus tard, que la pomme de terre était riche en vitamines et en sels minéraux, mais qu'elle perdait la plupart de ses propriétés à la cuisson et surtout dans l'abandon de ses épluchures.

Les expérimentations récentes démontrent que la libération du glucose dans la métabolisation de la pomme de terre est très importante à cause de la mauvaise qualité des fibres.

Les diététiciens traditionnels classent généralement la pomme de terre comme un « sucre lent », ce qui est une erreur. Par rapport à un index 100, qui est celui du glucose pur, on a pu démontrer que l'index de la pomme de terre est de 70 [1]. Ce qui en fait bien un mauvais glucide malgré la complexité de sa molécule d'hydrate de carbone (voir chapitre 2). De plus on a pu vérifier que le traitement de la pomme de terre (purée) fait monter l'index glycémique à 90.

Regardez donc la pomme de terre fumante dans l'assiette de votre voisin avec le plus grand mépris.

Mais la pomme de terre, c'est aussi la frite, et là je vous sens déjà plus réticent au niveau des motivations d'abandon.

La frite, en elle-même, est un aliment glucido-lipidique. Comme la tartine de beurre en quelque sorte. Elle ne peut pas être consommée sans risques de prise de poids car l'huile de friture qui l'imbibe risque d'être stockée sous forme de graisses de réserve.

Le bifteck frite est donc une hérésie!

Chassez de votre esprit cette image du plus mauvais mariage alimentaire! Le mauvais lipide de la viande et le mauvais glucide de la frite constituent un mélange contre nature.

Je sais ce qu'il en coûte d'abandonner ce mets national, mais c'est le prix qu'il faut payer pour atteindre votre objectif. Lorsque le résultat escompté sera obtenu, vous ne le regretterez pas.

Quand vous lirez le chapitre sur la digestion, vous comprendrez encore mieux le danger du mélange de la viande et des glucides et vous prendrez alors conscience des troubles intestinaux divers et des multiples effets secondaires dont ils

1. Voir Annexe technique p. 250.

sont responsables. Vous ferez donc tout seul ce mauvais jeu de mots: «Pour avoir la frite, pas de frite!»

Il m'arrive pourtant une ou deux fois par an, non pas de céder devant un plat de frites, mais de décider délibérément d'en manger (quand on n'a plus un gramme à perdre on peut tout décider), mais pas n'importe lesquelles. Car si l'on doit faire un écart autant le savourer jusqu'à la lie et choisir la meilleure qualité qui soit.

Si vous ne savez pas où aller, consultez votre guide gastronomique. Je serais surpris qu'il n'ait pas déjà sélectionné la meilleure frite de France ou tout au moins de Paris. Et si vous voulez considérablement limiter les dégâts, mangez vos frites avec de la salade. C'est excellent, mais surtout les fibres de la salade permettent de piéger, en quelque sorte, l'amidon et de faire du mélange un glucide dont la libération du glucose est considérablement limitée en quantité et ralentie dans son processus.

Lorsque vous commandez votre viande au restaurant, ayez donc tout de suite le réflexe de demander ce qu'il y a comme accompagnement. Il y a toujours autre chose que des pommes de terre. Prenez des haricots verts, des tomates, des épinards, des aubergines, du céleri, du chou-fleur, des courgettes... Et si par malheur, il n'y a pas d'autres garnitures que de mauvais glucides, prenez tout simplement de la salade.

Les haricots secs

D'aucuns s'attendent sans doute à une condamnation sans réserve de ma part des haricots secs, étant donné ce qui vient d'être dit sur la pomme de terre. Eh bien, ils se trompent!

Dans la première version de ce livre je ne ménageais ni le haricot ni la plus noble manière de le cuisiner: le cassoulet.

Je fais aujourd'hui amende honorable en priant les habitants de Castelnaudary et notamment les frères Spanghero de bien vouloir pardonner mon ignorance.

J'ai en effet découvert depuis, avec surprise et grande satisfaction, les vertus du fayot. Celui-ci doit désormais être classé parmi les bons glucides, étant donné le très bas index glycémique dont il fait preuve [1].

Ceci dit, je recommande de l'éviter en Phase I à moins que vous n'envisagiez de le consommer exclusivement au petit déjeuner en lieu et place de votre pain complet.

Nous reviendrons ultérieurement sur cet aliment qui pourra faire l'objet d'une consommation raisonnable en Phase II.

Le riz

Le riz à l'origine, et tel qu'il est traditionnellement consommé par les Asiatiques, est à lui seul un aliment complet puisqu'il contient tous les éléments nutritifs indispensables au maintien de la vie.

En revanche, le riz blanc qui est consommé

1. Voir Annexe technique p. 250.

généralement en Occident est hautement raffiné. Il l'est d'ailleurs à un tel point qu'il ne lui reste quasiment plus rien en termes de nutriment, sinon ce dont on se serait bien passé : l'amidon.

Le riz ordinaire (raffiné) est donc à exclure puisque, au même titre que la farine raffinée, c'est un mauvais glucide dont la libération de glucose est importante [1].

A l'inverse, le riz complet pourra être consommé mais en Phase II seulement, à condition de ne pas le mélanger avec des lipides (beurre ou fromage). En association avec des tomates (réduites à la cuisson) et des oignons, il peut constituer un plat familial complet, très apprécié de tous.

Il est extrêmement rare de trouver du riz complet au restaurant, ce qui est vraiment dommage.

La faute en incombe peut-être à son aspect gris-marron et au fait qu'il doit cuire plus longtemps. Une autre raison réside sans doute dans le fait que le riz complet doit être longuement mastiqué, ce qui peut être gênant pour soutenir une conversation au cours d'un repas d'affaires.

Le maïs

On cultive le maïs depuis des siècles, et pourtant on ne le mange que depuis quelques décennies seulement.

Il y a quarante ans, on ne trouvait pas une boîte de maïs en Europe, car c'était un aliment exclusivement réservé aux animaux.

1. Libération de glucose par rapport à un index 100 :
— pour le riz raffiné : index 70.
— pour le riz complet : index 50.
Voir Annexe technique p. 250.

Aux Etats-Unis, le maïs a servi surtout jusqu'en 1929 à engraisser le bétail. Mais la sécheresse de cette année-là décima les troupeaux et ruina les fermiers du Middle-West. Une véritable famine s'ensuivit et à défaut de manger les bovins, qui étaient morts, les populations affamées décidèrent de manger leur nourriture, ou ce qu'il en restait.

C'est ainsi que l'Amérique se mit à consommer plus régulièrement du maïs, une habitude qui fut colportée en Europe avec l'occupation américaine de l'après-guerre.

Comment peut-on s'étonner aujourd'hui que le maïs ait un index glycémique élevé (ce qui en fait un mauvais glucide) alors que l'on sait qu'il a servi pendant des siècles à engraisser les bovins ?

Il est par ailleurs intéressant de savoir que le traitement industriel du maïs augmente considérablement son index glycémique, ce qui donne au pop-corn et autre corn-flakes un pouvoir hyperglycémiant, autrement dit hypergrossissant.

Les pâtes

Même s'il s'agit des pâtes du chef, il vaut mieux les exclure de son alimentation. Les pâtes sont, par nature, de mauvais glucides, fabriquées presque toujours à partir de farines raffinées et auxquelles on ajoute des lipides : beurre, œufs, fromages, huiles, etc. Et n'en déplaise aux inspirateurs des fameux slogans publicitaires, plus elles sont « riches », plus elles deviennent glucido-lipidiques, et partant plus elles sont contraires à nos principes.

Je conçois que l'on nourrisse quelque amertume à devoir supprimer les pâtes, car quand elles sont fraîches et bien faites, c'est vraiment quelque chose de délicieux. Mais franchement, combien de fois par an mangez-vous des pâtes au restaurant ? Très rarement. A moins que vous n'organisiez exclusivement vos repas d'affaires dans des restaurants italiens, ce qui me surprendrait.

Si, en tout cas, on vous servait malencontreusement des pâtes fraîches (car les autres ne méritent que profond mépris), ayez la force de ne pas y toucher tant que vous êtes dans la Phase I, c'est-à-dire celle de la perte de poids. Lorsque vous aurez atteint le rythme de croisière dans la Phase II, goûtez-les si vous êtes certain qu'elles en valent le sacrifice.

Quant aux pâtes complètes, celles qui sont fabriquées avec des farines non raffinées, elles pourront faire partie de l'alimentation normale de la Phase II et je vous dirai ultérieurement comment les accommoder et à quel moment de la journée il convient de les manger.

Les pâtes complètes sont en effet classées dans la catégorie des bons glucides dans la mesure où leur index glycémique est de 40 seulement.

On peut cependant déplorer que ce produit soit en France abusivement classé dans la rubrique des produits diététiques. Les commerçants peuvent ainsi les vendre deux à trois fois plus cher que des pâtes normales, ce qui est d'autant plus scandaleux que leur prix de revient est inférieur, dans la mesure où la matière première ne subit aucun traitement industriel.

Dans les pays nordiques et notamment en Allemagne les pâtes complètes sont au même prix que les autres. On peut donc espérer que l'ouverture définitive des frontières européennes vienne fort heureusement régulariser cette situation.

Les autres mauvais glucides

Je me suis volontairement étendu sur les principaux, ceux que l'on a coutume de consommer régulièrement, et auxquels il va falloir renoncer tout au moins temporairement.

Il existe d'autres glucides et vous en trouverez une liste exhaustive à la fin du chapitre 2. Il vaut mieux les connaître pour pouvoir les éviter si on les rencontre sur une carte, dans un plat, ou dans une assiette, ce qui n'est pas encore trop tard. Citons donc pêle-mêle le couscous, ainsi que toutes les céréales raffinées et enrichies de graisses, sucres et autres caramels que l'on mange souvent au petit déjeuner pour se donner bonne conscience.

Quant aux lentilles, aux pois chiches et autres pois cassés, on aurait pu s'attendre à les voir figurer en bonne place dans la même liste. On leur réservera en réalité un traitement de faveur, car même si ce sont des féculents, ils ont l'avantage de ne libérer qu'une quantité réduite de glucose [1]. Ils resteront cependant exclus en Phase I, mais pourront ensuite être réintégrés dans la phase de stabilisation.

Par ailleurs il est une espèce un peu particulière de glucide dont je voudrais parler maintenant. C'est le fruit.

1. Voir Annexe technique p. 250.

Le fruit

Le fruit est un sujet tabou et si je me hasardais à dire maladroitement qu'il vaut mieux le supprimer de votre alimentation, bon nombre d'entre vous fermeraient le livre à cette page et n'iraient pas plus loin tant ils seraient scandalisés par une telle suggestion.

Car le fruit dans notre culture est un symbole. Un symbole de vie, de « richesse », de santé. Le fruit, c'est d'abord une source de vitamines, c'est du moins ce que l'on pense.

Je vous rassure tout de suite, nous n'allons pas supprimer les fruits. Mais il faudra les manger différemment pour en tirer tous les bienfaits, sans en subir les inconvénients, car ils sont beaucoup plus difficiles à assimiler que vous ne le pensez.

Le fruit est une fibre mais c'est aussi un glucide puisqu'il contient du « sucre » sous forme de fructose. Et ce fructose doit faire l'objet d'une grande attention car il se transforme en glycogène (énergie immédiatement disponible). Heureusement, la quantité de sucre contenue dans les fruits n'est pas très élevée et de toute manière se libère en faible quantité du fait des fibres qu'ils contiennent. La quantité d'énergie transformée n'est donc jamais préoccupante. C'est toujours en tout cas de l'énergie qui sera utilisée pour les besoins immédiats. La règle importante (et si vous n'en retenez qu'une seule, retenez celle-là), c'est que les fruits d'une manière générale *ne peuvent se combiner avec rien d'autre*. Ni avec les autres glucides, ni avec les lipides et les protides.

Cette observation n'est pas faite uniquement à la lumière de la perte de poids qui nous intéresse.

Elle repose sur les lois de la chimie de la digestion. Les fruits, lorsqu'ils sont pris en association, perturbent la digestion des autres aliments absorbés, et du même coup perdent la plupart des propriétés (vitamines, etc.) pour lesquelles ils ont été ingérés. C'est pourquoi, la plus grosse erreur que l'on puisse faire, est de consommer des fruits à la fin d'un repas.

Comme je vous sens sceptique, je vais ici même vous donner quelques explications, bien que cela fasse l'objet du chapitre sur la digestion. L'amidon, pour être digéré, doit *obligatoirement* être accompagné d'une enzyme qui s'appelle la ptyaline et qui est sécrétée au niveau de la salive. La plupart des fruits ont la propriété de détruire la ptyaline. Il en résulte qu'en présence de fruits, l'amidon n'est plus digestible. Le bol alimentaire reste donc en « souffrance » dans l'estomac où, du fait de la chaleur et de l'humidité, il va fermenter. Un certain ballonnement, des gaz et des troubles digestifs d'une manière générale seront la conséquence directe de ce phénomène. Peut-être comprenez-vous mieux déjà certains symptômes qui vous sont familiers.

Lorsque les fruits sont consommés avec des lipides-protides, par exemple des viandes ou du fromage, ils seront bloqués un certain temps dans l'estomac, alors qu'ils devraient très rapidement passer dans l'intestin où ils sont normalement digérés. Mais la viande a la propriété de séjourner deux à trois heures dans l'estomac où elle subit la phase la plus importante de sa digestion grâce aux enzymes adéquats.

Les fruits vont donc être prisonniers dans l'estomac où, sous l'effet de la chaleur et de l'humidité, ils vont faire l'objet d'une fermentation entraînant même une production d'alcool. Toute la digestion sera donc perturbée. Les fruits perdront du même coup toutes leurs propriétés (vitamines) mais comme un malheur n'arrive jamais seul, le métabolisme des lipides sera par la même occasion perturbé, ce qui pourrait entraîner un ballonnement abdominal.

Les fruits doivent donc être consommés seuls!

Voilà une règle que l'on devrait apprendre à l'école. Nos enfants auraient moins souvent des problèmes gastriques. Encore qu'à leur âge l'organisme ait d'autres ressources pour réagir. Mais chez un adulte et particulièrement chez une personne âgée, les fruits en fin de repas sont un *véritable poison*.

Mais alors quand faut-il les consommer?

A chaque fois que l'on est à jeun. Le matin par exemple, avant le petit déjeuner. Mais il faudra attendre vingt minutes ensuite avant de commencer le petit déjeuner s'il est glucidique (c'est-à-dire à base de céréales par exemple).

On pourra aussi manger des fruits, le soir tard, avant de se coucher. C'est-à-dire au moins deux à trois heures après la fin du dîner. Pour ceux qui ont des problèmes d'insomnie (qui d'ailleurs devraient en partie être réglés avec le suivi de la méthode alimentaire exposée dans ce livre), il est recommandé de ne pas consommer d'orange au coucher, la vitamine C ayant pour effet de stimuler l'éveil.

Un fruit peut aussi être éventuellement consommé en milieu d'après-midi. Mais il faudra bien vérifier qu'il y a un décalage suffisant avec le déjeuner (environ trois heures) et que l'on est encore assez loin du dîner (une heure au moins).

On peut même faire des repas de fruits. A condition toutefois de ne manger que cela.

Je terminerai en ce qui concerne les fruits par une précision supplémentaire. A chaque fois que c'est possible, mangez la peau des fruits. Ils contiennent des fibres, ce qui est bon pour le transit intestinal. Mais c'est dans la peau des fruits que l'on trouve le plus de fibres (et parfois même de vitamines).

Mangez des fruits avec leur peau limite leur pouvoir glycémique. Donc vous maigrirez mieux (ou vous grossirez moins) si vous respectez cette règle.

Parmi les aliments sous haute surveillance, il nous reste à parler des boissons et de la première d'entre elles, l'alcool.

L'alcool

L'alcool fait grossir ! C'est ce que vous pensez parce que c'est ce que l'on vous a dit. On vous a même souvent donné mauvaise conscience en insinuant que tous les kilos en trop que vous aviez, c'est sur le compte de l'alcool qu'il fallait les mettre. Il ne fallait pas chercher plus loin. Nous allons essayer de faire objectivement le point sur cette question.

C'est vrai que l'alcool fait grossir. Mais *beaucoup moins* que le sucre, le pain blanc, les pommes de terre et le riz. C'est pourquoi vous pouvez très rapidement, après avoir perdu vos kilos superflus, réintroduire le vin en quantité tout à fait acceptable (un demi-litre par jour environ).

L'alcool fait aussi grossir parce que c'est un glucide qui est rapidement métabolisé en réserve immédiate après avoir stimulé la sécrétion d'insuline. Mais ceci se produit surtout lorsque l'on est à jeun. Lorsque l'estomac est déjà rempli et particulièrement de protides-lipides (viandes et fromages), l'alcool se métabolise beaucoup moins rapidement en se combinant aux aliments et produit ainsi peu de graisses de réserve.

Ce qu'il faut abandonner délibérément, c'est l'apéritif. Si vous ne pouvez pas faire autrement qu'accompagner vos invités, prenez quelque chose de non alcoolisé comme un jus de tomate ou un Perrier-tranche.

Le seul apéritif noble à mon avis, c'est un verre de bon champagne. Mais de grâce, n'acceptez pas qu'on vous mette (la plupart du temps pour dissimuler la qualité médiocre du champagne) de la liqueur de cassis ou autre sirop bizarre que chaque établissement s'efforce d'inventer pour faire preuve d'originalité.

Donc si vous ne pouvez faire autrement, acceptez un verre de bon champagne mais surtout *ne le buvez pas à jeun*. Commencez d'abord par manger des amuse-gueule.

Mais attention ! des amuse-gueule sans glucides. Vous apprendrez très rapidement à les reconnaître.

Sont à proscrire dans cette catégorie : les chips, les cacahuètes, les petits gâteaux salés.

Sont acceptables : les olives, le fromage, les bâtonnets au crabe et éventuellement la charcuterie [1] (saucisse sèche par exemple).

1. En cas d'hypercholestérolémie la charcuterie sera évitée et le fromage devra être allégé. Voir Annexe technique p. 268.

Il faudra cependant, dans la Phase I, essayer de supprimer complètement l'apéritif, car c'est une phase de rigueur dans laquelle les règles de base de la méthode doivent être appliquées complètement pour être efficaces au niveau de la perte de poids.

Les digestifs

Quant aux digestifs, faites un trait dessus. Les cognacs, armagnacs et autres poires sont délicieux mais mauvais en tout point pour votre métabolisme. Laissez le soin à nos producteurs nationaux de vendre leur production à l'exportation. C'est bon pour la balance (commerciale) de la France mais mauvais pour la vôtre.

Mais peut-être êtes-vous un adepte du digestif parce que vous pensez que cela vous aide à digérer. Eh bien! rassurez-vous, quand vous aurez adopté avec succès les principes alimentaires contenus dans ce livre, vous n'aurez plus du tout de problèmes de digestion même après un repas plantureux.

La bière

En ce qui concerne la bière, je ne serai pas beaucoup plus tendre. Car c'est pour moi une boisson dont il faut faire un usage très modéré.

De la même manière que vous connaissez des maigres qui s'empiffrent de mauvais glucides sans prendre un gramme, vous avez certainement rencontré de gros buveurs de bière dont l'estomac est aussi plat que la retraite des vieux (c'est d'ailleurs le cas de la femme d'un de mes meilleurs amis).

Il n'est pas nécessaire d'avoir séjourné en Allemagne pour savoir quels sont les effets secondaires de la bière : ballonnement, prise de poids, mauvaise haleine, indigestion malgré la présence des diastases, petites enzymes dont le rôle est précisément d'aider à la digestion. Disons tout simplement que sans diastases, le résultat serait catastrophique.

La bière contient tout ce qui n'est pas bon, de l'alcool (en quantité modérée certes), du gaz, mais surtout une quantité importante d'un glucide : le maltose (4 g par litre) dont l'index glycémique est à 110, c'est-à-dire encore plus élevé que celui du glucose. Par ailleurs, l'association alcool plus sucre favorise l'apparition d'hypoglycémie, à l'origine de fatigues, donc de sous-performances (voir chapitre sur « l'hypoglycémie »). C'est donc une boisson à haut pouvoir énergétique, en termes de constitution de graisses de réserve. Abandonnez donc la bière, surtout entre les repas. Si vraiment vous ne pouvez pas résister, faites comme avec les frites. Faites-vous plaisir une ou deux fois par an en buvant une ou deux chopes de ce breuvage dans un des meilleurs pubs de votre ville, mais soyez certain au moins d'avoir la qualité.

En Phase I je vous recommanderai donc de supprimer définitivement la bière. En Phase II en revanche, au même titre que nous réintégrerons le vin en quantité raisonnable, vous pourrez, si vous le préférez, boire un peu de bière au cours du repas (33 centilitres maximum).

Le vin

J'ai gardé le vin pour la fin car c'est la seule boisson alcoolisée pour laquelle mes réserves resteront nuancées.

C'est en effet une boisson noble qui justifie certains égards. Attention cependant au « vin de table », ou autre piquette anonyme, qui risque d'être râpeux pour votre estomac et a toutes les chances d'être « enrichi » en anhydride sulfureux susceptible de vous déclencher des migraines.

Choisissez plutôt un vin qui décline honnêtement son origine ou même un grand cru si vous pouvez vous permettre ce luxe raffiné. Notez par ailleurs que les vins riches en tanin contiennent une substance (la procyanidine) qui fait baisser le cholestérol.

En phase I, restez strict : pas de vin, sauf exception qui doit rester rarissime.

En phase II, vous pouvez boire 1/2 litre de vin par jour sans préjudice pour le maintien de votre poids. L'ingestion de vin devra cependant être habilement gérée avec les autres prises de glucides, je pense notamment au chocolat ou aux desserts en général. Mais cela fera l'objet d'un paragraphe détaillé un peu plus loin.

Lorsque vous serez en Phase I, c'est-à-dire celle où l'on doit être ferme, il vous sera peut-être difficile d'assister à un repas d'affaires sans boire une goutte de vin. Car si d'emblée vous annoncez que vous ne buvez pas, cela peut être gênant pour les autres.

Mon conseil est le suivant : laissez votre verre se remplir et prenez-le dans la main aussi souvent que si vous buviez normalement. Trempez les lèvres au lieu de boire.

Participez d'autre part au choix du vin, le cru, l'année, etc., pour montrer votre intérêt.

J'ai pratiqué cette méthode pendant plusieurs semaines et croyez-moi, personne n'a jamais remarqué que je ne buvais rien.

De la même manière, personne n'a jamais remarqué que je ne mangeais pas une miette de pain. Pour faire illusion, j'entame toujours mon morceau de pain, mais il reste rompu sur la table. Jamais je n'y « touche » réellement.

Le café

Le vrai café bien fort, l'expresso à l'italienne dont la dose de caféine réveillerait un mort, est à proscrire. Buvez donc du décaféiné ou du café très léger à l'américaine. Le décaféiné, on en trouve pratiquement partout et il est généralement très bon. Même chez soi on peut faire du très bon décaféiné. Et les vrais amateurs de café ne s'en rendent même pas compte.

Si vous êtes un grand buveur de café très fort, c'est sans doute parce que vous ressentez régulièrement le besoin d'un excitant pour vous réveiller.

Si vous subissez régulièrement ces coups de pompe et notamment vers onze heures le matin ou lors de la digestion dans le milieu de l'après-midi, c'est parce que vous faites de l'hypoglycémie (voir le chapitre qui lui est consacré).

La caféine est interdite car, bien que ce ne soit pas un glucide, elle a pour effet de stimuler le pancréas et de générer une sécrétion d'insuline. Si vous avez fait un repas sans mauvais glucide dont l'énergie excédentaire est sur le point d'être évacuée, il serait stupide de compromettre cette bonne situation en provoquant une sécrétion d'insuline « mobilisatrice » en buvant une tasse de café fort. Si vous êtes buveur de café, vous n'aurez aucun mal à passer au décaféiné dès que vous commencerez à appliquer la méthode. Peu de temps après, vous vous surprendrez même à oublier le café.

Il est important de souligner par ailleurs que les grands buveurs de café (avec ou sans caféine) s'exposent à un risque supplémentaire : l'augmentation de leur taux de cholestérol sanguin.

Les limonades et les sodas

Bien que le lecteur de ce livre soit rarement un buveur de sodas ou de colas, cette liste serait incomplète si l'on n'en disait rien.

Ces boissons sont généralement préparées à partir d'extraits de fruits ou de plantes presque toujours synthétiques et ont toutes le même défaut majeur : elles contiennent beaucoup de sucre.

Elles sont donc condamnables et de ce fait à exclure totalement, non seulement parce qu'elles contiennent du sucre mais aussi parce que le gaz artificiel qu'elles renferment a pour effet d'entraîner des irritations de l'estomac, des gastrites et de l'aérophagie.

Même s'ils sont faits à base d'extraits naturels, il faut se méfier des sodas qui peuvent être toxiques. On remarque en effet dans les extraits naturels d'agrumes des traces importantes de substances nocives comme les terpènes.

Quant aux pires d'entre eux, ceux à base de cola, ils devraient soit être interdits, soit faire l'objet d'un étiquetage spécial comme celui qui se trouve sur les paquets de cigarettes aux U.S.A. : « Ceci est un produit dangereux... ».

Il est regrettable en tout cas que la consommation de cola ait pris l'extension qu'on lui connaît en Europe. Je laisse au docteur Emile-Gaston Peeters le soin de vous faire ses commentaires sur la question [1].

« A l'heure actuelle les boissons dites au cola présentées sur le marché européen contiennent, pour 19 cl (contenu moyen d'une petite bouteille), environ 21 mg de caféine et 102 mg d'acide phosphorique. La caféine possède des propriétés excitantes ; l'acide phosphorique est intensément acidifiant, et sa haute concentration en phosphore risque de déséquilibrer le rapport calcium/phosphore de l'alimentation, avec un danger grave de déficit dans la fixation osseuse du calcium. Enfin, il faudrait être certain que l'acide phosphorique utilisé ne contienne pas de traces trop tapageuses de métaux lourds toxiques. La conclusion est simple. Les boissons dites au cola doivent être dans leur composition actuelle *formellement déconseillées aux enfants et aux adolescents*. Elles ne sont bénéfiques pour personne. »

Je crois que cette déclaration se passe de commentaires.

Faites ce que vous voulez pour vos enfants, malgré ces avertissements. Mais en ce qui vous

1. *Le Guide de la Diététique* publié par Marabout.

concerne, pas de limonade, pas de sodas, pas de cola !

Le lait

Le lait est un aliment glucido-lipidique, c'est-à-dire qu'il comporte à la fois des graisses et des glucides. Il vaut donc mieux ne prendre que du lait écrémé.

C'est dans le petit-lait qu'il y a des glucides. Ceux-ci sont donc abandonnés au moment de la fabrication du fromage qui ne conserve que les lipides et les protides.

Dans le fromage à 0 % de matière grasse, il ne reste que les protides et d'autres substances qui ne nous intéressent pas ici.

Les jus de fruits

Je ne m'étendrai pas sur le problème que constitue cette boisson car les commentaires généraux sur les fruits valent, on s'en doute, pour les jus de fruits. Ce sont des glucides et il faut les traiter comme tels.

Je vous recommande cependant de préférer le fruit au jus de fruits pour garder ainsi le bienfait des fibres qui constituent la pulpe.

Bien évidemment seuls les jus de fruits que vous ferez vous-même à partir de fruits frais sont acceptables. Ne consommez jamais les pseudo-jus de fruits du commerce, trop acides et complètement dépourvus de vitamines et qui pour la plupart sont sucrés de nouveau avec de la saccharose.

Mise en pratique de la phase I
Perte de poids

La Phase I de notre méthode n'est pas forcément la plus difficile, car il suffira d'une manière générale de supprimer carrément certaines choses. Mais pour réussir vraiment, il faudra cependant avoir parfaitement assimilé les *éléments basiques du système*.

Et si j'en crois mon expérience, c'est certainement à ce niveau-là que l'on peut rencontrer quelques ratés.

Loin de moi l'idée de mettre en cause vos capacités intellectuelles à intégrer un nouveau concept. Mais dans le cas qui nous intéresse ici, il faut évacuer préalablement les idées reçues, qui sont d'autant plus anciennes dans notre subconscient qu'elles relèvent quasiment de notre « culture ». Les idées pourtant simples qui sont exposées ici, et dont le fondement scientifique est le fait de médecins et de chercheurs [1], n'ont malheureusement pas encore dépassé les murs de certaines « officines ». Il ne faut donc pas compter sur votre entourage pour vous aider dans votre entreprise.

Il faudra par exemple comprendre que si vous faites un repas protido-lipidique (contenant par exemple de la viande ou du poisson accompagné de légumes), vous pourrez si vous le désirez manger raisonnablement du fromage [2] (sans pour autant en

1. Voir Annexe technique p. 239.
2. Ceci n'est valable que dans l'hypothèse où votre taux de cholestérol serait normal (voir chapitre 8 et Annexe technique p. 271) un fromage allégé pourra très bien faire l'affaire.

abuser), sans préjudice aucun pour le respect des nouvelles règles alimentaires que vous suivez.

En revanche, si vous voulez manger du fromage au cours d'un repas à base de glucides, le seul fromage qui vous sera autorisé est celui à 0 % de matière grasse.

Voici donc ci-dessous en quelque sorte un GUIDE pour la mise en pratique de la Phase I.

Petit déjeuner

Petit déjeuner nº 1

C'est un petit déjeuner *glucidique* :

— *fruit* (à prendre au moins vingt minutes avant le reste),
— *pain complet*, intégral ou au son,
— fromage blanc à 0 % de matière grasse,
— *café décaféiné* ou thé léger,
— *lait écrémé*,
— *édulcorant de synthèse* (au besoin).

La caractéristique de ce petit déjeuner est qu'il est constitué d'une base de bons glucides, c'est-à-dire à index glycémique faible (pain complet), et surtout qu'il ne comporte *aucun* lipide.

Il comporte donc successivement :

FRUIT : Cela peut être n'importe quel fruit. Personnellement je recommanderais plutôt une orange, deux mandarines ou encore des kiwis, car à jeun l'absorption de la vitamine C est très efficace.

Si c'est une pomme, mangez-la très lentement avec la peau.

La banane, trop riche en glucide (index 60), ne présente ici aucun intérêt.

Respectez bien vingt minutes ou plus de délai entre l'ingestion à jeun de ce fruit et le début du petit déjeuner proprement dit. Ma recommandation est de manger le fruit au réveil, d'aller faire sa toilette ensuite, et de n'absorber le reste du petit déjeuner qu'une fois habillé, ce qui vous aura pris, même si vous êtes très rapide, au moins une demi-heure.

Prendre un fruit au petit déjeuner dans la Phase I n'est pas une obligation ni une condition de réussite. C'est optionnel. Si vous ne mangez jamais de fruit, ce qui est somme toute regrettable, n'en prenez pas systématiquement ici parce que je le mentionne, prenez-le alors vers 17 heures. En revanche, pour ceux qui en mangeaient tous les jours et qui seraient très frustrés de s'en passer complètement, j'ai indiqué plus haut que le matin à jeun était un bon moment autorisé pour en manger. Vous pouvez d'ailleurs si cela vous convient faire un petit déjeuner composé exclusivement de fruits. Mais cela ne doit pas se répéter tous les jours, sinon vous risquez de ne jamais manger de pain ou de céréales et d'avoir un apport insuffisant en laitages. Si vous choisissez le petit déjeuner n° 2 qui est protido-lipidique, vous ne pourrez manger de fruit préalablement que si vous respectez un délai d'au moins une heure.

PAIN : Achetez du pain intégral ou du pain complet. Vous trouverez ce dernier chez votre boulanger, ils en font généralement tous mais il est plus ou moins bien fait, car trop souvent il n'est fabriqué qu'à partir d'un mélange de farines dans lequel la farine complète ne représente guère que

25 à 30 %. Pour reconnaître sa qualité, vérifiez que sa texture est relativement grossière. Méfiez-vous du pain complet qui n'en a que la couleur extérieure. Si vous l'aimez, achetez le pain noir que les Allemands appellent le « schwarz brot ». Il se présente généralement en tranches sous papier cellophane, il est d'une couleur relativement foncée et offre une texture très grossière, on y trouve même parfois des grains de céréales entiers.

Le pain intégral s'imbibe plus rapidement des liquides de l'estomac. Vous aurez donc très vite la sensation d'être rassasié. Comme nous ne mesurerons jamais la quantité, je serais tenté de dire que vous pouvez manger ce que vous voulez. En réalité, je me contenterai de vous conseiller d'en manger « raisonnablement ».

Vous pouvez par ailleurs consommer des petits pains grillés (généralement d'origine suédoise) ainsi que des crackers. Il en existe plusieurs marques mais il importe, avant d'en choisir une, de bien vérifier qu'ils ne comportent ni sucres ni graisses.

De la même façon, si vous prenez des biscottes, ne choisissez que celles qui sont faites avec des farines complètes et qui ne contiennent ni sucres ni graisses, ce qui est particulièrement rare.

Mais que va-t-on mettre sur son pain ? Il est en effet exclu en Phase I d'y mettre du beurre ou de la margarine contrairement à ce que nous pourrons faire en Phase II. Il est exclu d'autre part d'y mettre du miel ou de la confiture. Miel et confiture sont des mauvais glucides à très haute concentration de sucre. Il faut donc les proscrire *à jamais* sauf naturellement si vous êtes capables de trouver des confitures sans sucre, ce qui devrait être possible dans les rayons diététiques des grandes surfaces.

Je vous propose donc de mettre du fromage blanc à 0 % de matière grasse sur votre tranche de pain. Si le mélange vous paraît un peu fade, vous pouvez saupoudrer votre fromage avec un édulcorant en poudre ou encore y mettre du sel, du poivre et des herbes.

Mais vous pouvez préférer consommer des céréales à votre petit déjeuner. Pour cela il faudra là encore ne privilégier que celles qui sont brutes et qui ne contiennent aucun ajout indésirable tels que sucre, graisses... Vérifiez bien leur composition qui doit être mentionnée sur la boîte. Mais dans tous les cas il conviendra d'exclure tout ce qui est à base de riz et de maïs, et choisir de préférence celles qui sont enrichies en fibres comme les All-Bran par exemple. Les deux formules de petit déjeuner associant pain ou céréales et laitages sont les plus équilibrées car elles apportent protéines, bons glucides, fibres végétales et calcium.

Le café décaféiné ou le thé léger

Je ne reviendrai pas ici sur la nécessité impérative de ne pas boire de café fort. En revanche, si votre café est léger il pourra faire l'affaire. Mais si vous pouviez vous habituer au décaféiné, mélangé éventuellement à de la chicorée, « c'est excellent pour la santé », ce serait encore mieux. Si vous prenez du thé, faites en sorte qu'il ne soit pas trop fort. Le thé lui aussi contient de la caféine et des tanins (qui gênent l'absorption du fer).

Lait écrémé

Si vous mettez du lait dans votre café ou dans votre thé, prenez exclusivement du lait *écrémé*. Même le lait demi-écrémé est *à prohiber* car il contient des lipides. Le mieux est de prendre du *lait écrémé en poudre* car on peut ainsi réaliser un mélange plus concentré.

Naturellement vous ne prendrez *pas de sucre* ordinaire (vous l'avez déjà complètement chassé de votre esprit). Employez un édulcorant de synthèse.

Petit déjeuner n° 2

Le petit déjeuner n° 2 de la Phase I est salé (*protido-lipidique*), c'est-à-dire qu'il ne comportera *aucun* glucide bon ou mauvais. C'est celui que je vous recommande lorsque vous êtes à l'hôtel, car le n° 1 n'est pas toujours facile à pratiquer à l'extérieur[1].

Le petit déjeuner n° 2 comporte donc au choix:
— *œufs,*
— *bacon, saucisses et/ou jambon,*
— *fromage,*
— *café décaféiné,* café léger ou thé léger,
— *crème ou lait* (de préférence crème),
— *édulcorant de synthèse* (au besoin).

C'est en quelque sorte un petit déjeuner anglo-

1. Dans l'hypothèse où vous auriez une hypercholestérolémie, ce petit déjeuner n'est pas recommandé. Pour ceux qui n'ont aucun problème de cette nature, il est nécessaire de bien équilibrer sa consommation de lipides. Voir chapitre 8 et éventuellement Annexe technique, p. 250 et suivantes.

saxon, à la seule différence qu'il n'y a *ni toast, ni céréale, ni confiture,* ni sucre bien entendu.

L'exclusion de tout glucide dans ce petit déjeuner est *capitale.*

Comme vous le savez, les lipides contiennent beaucoup d'énergie potentielle. Celle-ci sera entièrement brûlée et évacuée, si votre pancréas ne sécrète pas d'insuline. Ce qui sera le cas si, scrupuleusement, vous n'absorbez ni glucide ni café trop fort, sinon ce sera la catastrophe.

Veillez donc bien à ne pas faire d'erreur. Mais attention, cette formule faite de mauvais lipides n'est à choisir qu'épisodiquement. D'autant qu'elle n'apporte ni protéines végétales, ni fibres, ni bons glucides et pas de calcium sauf en cas de consommation de fromage.

Le déjeuner

Le déjeuner qui la plupart du temps aura lieu en dehors du domicile sera *protéo-lipidique* et riche en fibres, ce qui ne veut pas dire pour autant qu'il doive comporter beaucoup de graisses, bien au contraire (voir chapitre 2 : les « bons » et les « mauvais » lipides). Je vais vous donner quelques exemples pour être certain que vous ne fassiez aucune erreur. Mais je vous recommande surtout de consulter la liste des aliments ne comportant pas de glucides (voir Annexe n° 1). Je vous conseille d'en faire au début une photocopie et de l'avoir en permanence avec vous. Mais très rapidement vous la connaîtrez par cœur.

Le menu type de déjeuner sera le suivant :
— crudités

— *poisson et/ou viande*
— *légumes autorisés* (voir liste)
— *salade*
— *fromage*
— *boisson: eau non gazeuse* (éventuellement thé léger).

Entrées

Toutes les salades sont évidemment autorisées, pour autant que l'une de ses composantes ne soit pas un glucide. C'est le cas généralement lorsque vous commandez une salade niçoise. Prenez donc la précaution, avant de commander quoi que ce soit, de bien vérifier qu'il n'y aura *ni pommes de terre, ni maïs, ni riz, ni carottes, ni betteraves.*

Evitez d'autre part (dans la Phase I uniquement) les aliments glucido-lipidiques comme les noix. Ne commandez donc pas de salade aux noix, mais plutôt une salade aux petits lardons [1]. Attention cependant, il faudra en commandant votre salade aux lardons bien préciser: *sans croûtons!* car dans de nombreux cas, les restaurateurs ont la fâcheuse manie d'en ajouter.

Soyez vigilant! Ne commencez pas à tolérer ces «petites erreurs» qui sont en fait énormes, eu égard à l'objectif que vous poursuivez. Lorsque vous précisez quelque chose à votre secrétaire et qu'elle n'exécute pas vos ordres à la lettre, vous lui faites recommencer. Montrez-vous aussi exigeant avec le serveur du restaurant. Si vous avez précisé «sans croûtons» ou «sans maïs», ne soyez pas complaisant en acceptant «pour cette fois» parce qu'il est débordé.

1. A éviter en cas d'hypercholestérolémie.

Si vous voulez que le maître d'hôtel ou le serveur vous prenne au sérieux, il faut être convaincant en insistant sur le fait qu'*il est absolument exclu que vous trouviez la moindre trace de ce que vous ne désirez pas dans ce que l'on va vous servir*.

Personnellement, j'ai trouvé que la meilleure façon de se faire respecter sur ce plan est de dire que l'on est allergique. Cela marche à tous les coups. Tant que vous trouverez dans votre salade des haricots verts, des poireaux, des artichauts, du chou, du chou-fleur, des tomates, des endives, des asperges, des champignons, des radis, etc., mangez-en tant que vous voudrez. A exclure de cette liste de hors-d'œuvre : la salade de betterave rouge car elle contient du sucre. Pour l'assaisonnement des crudités ou de la salade, faites une vinaigrette normale avec de l'huile (tournesol, colza, maïs ou mieux olive) et du vinaigre ou du citron. Le citron est certes un fruit mais ne contenant pratiquement pas de glucides, on peut l'utiliser pour les sauces.

En ce qui concerne *les œufs*, il n'y a, comme vous le savez, aucune restriction, même avec de la mayonnaise[1]. Eh oui ! la mayonnaise comme la crème fraîche peuvent être autorisées au cours de repas lipidiques. Mais ce n'est pas une raison pour en faire une orgie. Vous avez réalisé par ailleurs que nous mangeons habituellement trop gras, alors ne faites pas la politique du pire ! Si en

1. Si c'est de la mayonnaise en tube ou en pot, vérifiez-en la composition. La probabilité pour qu'elle contienne du sucre, du glucose ou une farine quelconque est assez forte.

revanche vous avez du cholestérol, abstenez-vous (voir Annexe technique, page 268).

Comme entrées vous pouvez prendre aussi du thon, des sardines à l'huile, du crabe, des langoustines, du saumon, qu'il soit fumé ou mariné. Evitez cependant dans la Phase I de prendre des *huîtres*, des *coquilles Saint-Jacques* ou du *foie gras*. Ils comportent tous les trois un peu de glucide et risquent donc, sans les compromettre pour autant, de ralentir vos efforts. Rassurez-vous, vous pourrez en faire usage à volonté dans la Phase II.

Plat principal

Le plat principal sera essentiellement composé de viande ou de poisson. Il n'y a aucune restriction dans ce domaine sinon dans la préparation.

La viande ou le poisson ne devront *pas être panés*. La chapelure est un glucide. Le poisson de la même façon ne devra pas être roulé préalablement dans la farine. Méfiez-vous donc des soles meunières. Demandez toujours votre poisson *grillé*. Evitez par ailleurs les graisses de cuisson « saturées » par la chaleur, pas toujours faciles à digérer, mais surtout mauvaises en ce qui concerne le cholestérol, et qui rendent le plat inutilement gras.

Attention aux sauces ! Si vous êtes un adepte des restaurants « nouvelle cuisine » les sauces sont généralement très légères du fait qu'elles ne contiennent pas de farine. La plupart du temps, dans ce type d'établissement, la sauce est le résultat d'un déglaçage du plat de cuisson avec de la crème fraîche allégée.

Si vous mangez de la viande, vous pouvez éventuellement prendre un peu de béarnaise [1] si vous aimez cela. Mais *évitez la moutarde dans la Phase I*. La moutarde est faite à partir de la farine de la plante du même nom. C'est un glucide. En petite quantité elle n'est pas très gênante. C'est pourquoi nous la réintégrerons dans la Phase II.

En ce qui concerne les accompagnements, vous choisirez en priorité les légumes à fibres qui seront disponibles. De la tomate à la courgette en passant par le haricot vert, l'aubergine ou le chou-fleur, vous aurez l'embarras du choix. Consultez la liste en Annexe, de manière à tous les connaître, car ils sont nombreux.

Comme je vous l'ai conseillé par ailleurs, s'il n'y a rien d'autre de disponible dans votre restaurant, mangez tout simplement de la salade, laitue, mâche, frisée, scarole ou pissenlit. Vous pouvez d'ailleurs en manger autant que vous voulez, en entrée, en plat principal et avant ou avec le fromage.

Fromage

La plupart des petits menus comportent la rubrique «fromage ou dessert». Tant que vous serez dans la Phase I, votre choix sera limité au fromage. Mais ce fromage, il va falloir vous habituer désormais à le manger *sans pain*. Ce n'est pas

1. Vérifiez-en la composition. Si vous êtes dans un bon restaurant, il y a des chances pour qu'elle soit naturelle, sans sucre ou autre adjuvant indésirable.

impossible du tout, et vous verrez ensuite qu'on le déguste beaucoup mieux.

De toute manière si l'on est bien élevé, le fromage se mange exclusivement avec un couteau et une fourchette. Il n'y a donc déjà pas de place pour le pain, comme support en tout cas. Au cas où cela vous gênerait beaucoup, essayez de le manger avec la salade. Autre technique, utilisez le gruyère ou le comté comme support aux autres fromages.

En Phase I, à peu près tous les fromages sont autorisés [1], mais en quantités raisonnables, ne mangez donc pas un demi-camembert à chaque repas! Nous ferons cependant quelques réserves pour le cantal et les fromages de chèvre qui contiennent un peu de glucide. Il vaut donc mieux les éviter dans un premier temps.

Boissons

Dans la phase I nous avons déjà dit qu'il fallait éviter toute boisson alcoolisée, y compris le vin. Buvez donc de l'eau, du thé ou des tisanes si vous aimez cela. Mais évitez les eaux gazeuses car elles font gonfler et perturbent la digestion.

De toute manière, je vous recommande de ne boire que très peu au cours des repas. Car vous risquez de noyer vos sucs gastriques, ce qui tend à perturber la digestion. En tout cas, si vous devez boire, commencez uniquement à partir de la deuxième moitié du repas. Ne buvez pas en vous mettant à table. C'est une déplorable habitude que trop de nos concitoyens ont prise. Et cette habi-

1. Sauf pour ceux qui souffrent d'hypercholestérolémie. Dans ce cas il sera préférable de choisir des fromages allégés.

tude est responsable d'une partie des troubles du métabolisme qu'ils rencontrent ensuite au cours de la digestion. *Buvez plutôt entre les repas*, environ 1,5 litre d'eau.

Si vous faites des repas d'affaires pendant la Phase I, je vous rappelle que vous devez vous soustraire à l'apéritif alcoolisé. Prenez un jus de tomate. Si vous devez absolument accepter une boisson alcoolisée (un kir par exemple a été préparé pour tout le monde), acceptez-le, mais ne le buvez pas. Trempez vos lèvres de temps en temps dedans pour « participer », mais ne le consommez pas. A n'importe quel moment vous pourrez ensuite « l'oublier » quelque part, sans que personne s'en rende compte. Dans certaines circonstances, il sera peut-être plus difficile de vous en débarrasser. Faites alors preuve d'imagination. Mettez-le à la portée de ces gros buveurs qui s'arrangent toujours distraitement pour s'emparer du verre des autres, particulièrement lorsque celui-ci est plein. Si cette espèce n'existe pas dans votre entourage immédiat, ce qui m'étonnerait, car il s'en trouve partout, il vous reste la ressource des pots de fleurs, du seau à champagne, de la fenêtre si c'est en été ou du lavabo des toilettes.

Si vous êtes en Phase I au cours d'un cocktail, voici quelques conseils :

Acceptez le verre de champagne qu'on vous glisse dans la main. Gardez-le à la main un certain temps. Trempez-y les lèvres de temps en temps si vous avez le courage de ne pas le boire. Reposez-le ensuite discrètement.

La nourriture servie lors d'un cocktail constitue

en revanche un véritable problème. Mais il n'y a pas de problème sans solution.

Il est hors de question que vous mangiez des sandwiches aussi petits soient-ils. En revanche, ce qu'il y a sur les sandwiches est bon pour vous : tranche de saumon, rondelle d'œuf, asperge, etc. Si vous êtes assez astucieux pour séparer la partie supérieure du socle de pain, bravo ! Rien n'est impossible quand on est motivé. Mais il existe toujours dans un *cocktail* des choses tout à fait en accord avec nos règles alimentaires.

Cherchez le fromage ! Il y a toujours du fromage sous une forme ou sous une autre. Notamment sous forme de petits cubes. *Cherchez aussi la saucisse !* Je serais très surpris qu'il n'y en ait pas. La petite saucisse de cocktail fait toujours partie de la cérémonie. Mangez-en deux ou trois, à condition qu'elles ne soient pas farineuses.

Mais qu'il s'agisse de saucisson ou de fromage, une faible quantité sera suffisante pour fermer l'estomac (au niveau du pylore) et empêcher ainsi une métabolisation immédiate de l'alcool du champagne si vous en avez bu.

Si vous pensez faire partie de ces gens qui ne peuvent pas résister devant un étalage de nourriture, si vous pensez que vous allez inéluctablement succomber parce que, lorsque vous avez faim, vous ne pouvez pas vous dominer, voici une solution. Avant d'aller à votre cocktail grignotez quelque chose de permis pour vous « caler » l'estomac.

Au milieu du XIXe siècle, mon aïeul (arrière-arrière-grand-père), qui avait six enfants, était une fois par an invité à déjeuner avec sa famille chez le directeur de la compagnie pour laquelle il travaillait. Mon arrière-arrière-grand-mère, m'a-t-on rapporté, prenait bien soin ce jour-là de faire manger préalablement à ses six enfants une épaisse soupe. Avec l'estomac bien « calé » les charmants bambins montraient ainsi un enthousiasme beaucoup moins excessif pour consommer les plats exceptionnels qu'on ne leur servait jamais à la maison. Mes aïeuls avaient ainsi rapidement acquis la réputation d'avoir des enfants extrêmement bien élevés.

Si vous avez peur de ne pas résister, mangez avant d'aller à votre cocktail, une pomme, un ou deux œufs durs ou un morceau de fromage. Prenez d'ailleurs toujours l'habitude d'avoir avec vous des petits fromages du genre « Babybel » ou « Vache qui rit »[1].

Si vous avez un « petit creux » à n'importe quel moment de la journée, vous pouvez en user sans pour autant en abuser. D'une manière générale, dans ces moments-là, vous pouvez manger n'importe quoi parmi la liste des aliments permis. Attention simplement à ne pas ingérer trop de lipides après avoir fait un repas glucidique. Ne mangez pas, par exemple, un morceau de gruyère à 9 heures du matin si vous avez pris votre petit déjeuner glucidique à 8 heures seulement.

Dans l'hypothèse où vous seriez invité chez des amis, la situation est par définition plus difficile dans la mesure où votre marge de manœuvre sera considérablement réduite.

1. Une fois encore ces recommandations ne valent que pour ceux qui n'ont pas de problème de cholestérol. Pour ceux qui souffriraient d'hypercholestérolémie il vaudra mieux privilégier les fibres, en mangeant des pommes.

Examinons la situation sous tous ses angles. Ces amis sont peut-être des gens que vous connaissez bien. Il s'agit même peut-être de membres de votre famille. Alors profitez de la liberté que vous avez avec eux pour leur « annoncer discrètement la couleur ». Demandez préalablement ce qu'il y aura à manger et n'ayez aucune crainte à faire des suggestions.

Dans l'hypothèse où vous auriez très peu d'intimité avec vos hôtes, il vous faudra aviser au dernier moment et improviser. Si cette invitation a un caractère « exceptionnel », le niveau du repas sera en rapport. Je serais donc surpris que l'on vous verse en priorité du riz, des pâtes ou des pommes de terre.

S'il y a du foie gras, mangez-le. Il n'est pas recommandé en Phase I comme un aliment que l'on peut prendre à volonté. Mais une fois de temps en temps cela n'a aucune espèce d'importance. Mais de grâce *ne mangez pas le toast que l'on vous sert avec*. Personne ne vous y oblige, pas même la bienséance.

Si l'on vous sert un magnifique soufflé au fromage, mangez-en comme tout le monde bien qu'il contienne de la farine. Mais ne vous laissez pas aller sous prétexte que vous êtes « dans le rouge ». N'aggravez pas la situation en acceptant d'en reprendre trois fois.

Si l'entrée est un pâté en croûte, mangez l'intérieur qui est généralement un protide-lipide et laissez le reste discrètement dans un coin de votre assiette. Dans la mesure où vous n'êtes pas en compagnie de familiers, personne n'aura l'impolitesse de vous faire remarquer : « Tiens, vous laissez le meilleur ! » Même si elle se pose la question intérieurement, la maîtresse de maison se gardera bien de vous demander pourquoi « vous n'avez pas aimé la croûte ».

En ce qui concerne le plat principal, vous n'aurez je pense aucun problème car les accompagnements sont généralement discrétionnaires. Vous pouvez prendre symboliquement un peu de riz ou de pâtes fraîches, mais personne ne vous oblige à les manger.

Si après cela vous continuez à mourir de faim, rattrapez-vous sur la salade et surtout sur le fromage. Si vous prenez beaucoup de fromage, la maîtresse de maison appréciera et vous pardonnera certainement d'avoir laissé la croûte de son pâté. Pour qu'un plateau de fromage soit beau il faut qu'il soit bien garni, avec une grande variété d'espèces. Les invités n'en prennent généralement pas beaucoup car, après tout le pain qu'ils ont mangé, ils n'ont plus de place pour le fromage. Faites donc honneur au plateau !

Le moment critique est évidemment celui du dessert. Car il est toujours difficile de dire « non merci je n'en veux pas ». Insistez alors pour n'avoir qu'un *tout petit morceau*, et faites comme ceux qui n'ont plus faim, laissez-en une bonne partie dans votre assiette.

Enfin, attendez le plus longtemps possible pour commencer à boire. Buvez le vin rouge en priorité, particulièrement avec le fromage.

Mais si la situation a été pire que ce à quoi vous vous attendiez, si vous n'avez absolument pas pu faire preuve d'imagination pour échapper à l'agression des mauvais glucides, alors que vous êtes au beau milieu de la Phase I, il ne vous reste plus qu'à être encore plus vigilant à l'avenir dans la mise en œuvre de vos nouveaux principes alimentaires.

Il faut savoir qu'en Phase I vous restez encore très sensible au glucose. La procédure mise en œuvre consiste à faire élever votre seuil de tolérance, mais tant que celui-ci n'a pas atteint un bon niveau *vous restez d'une grande sensibilité*.

Et il est bien évident que si, du jour au lendemain, vous apportez à votre organisme une grande quantité de glucides après l'en avoir privé complètement pendant quelque temps, il va s'en donner à cœur joie. Et vous allez donc en une soirée capitaliser en graisses de réserve ce que vous aviez perdu en une ou deux semaines.

Plus loin vous en serez dans la Phase I (qui doit s'étaler au moins sur deux ou trois mois), moins la reprise de poids sera catastrophique.

En revanche, si vous faites un « gros excès » deux ou trois semaines après avoir commencé votre Phase I, vous risquez de revenir subitement à un niveau très proche de celui où vous étiez lorsque vous avez commencé. Cela peut être complètement décourageant. Dites-vous cependant, comme en d'autres circonstances, qu'une bataille perdue ne compromet pas pour autant vos chances de gagner la guerre.

Le dîner

Le dîner sera soit protido-lipidique, soit à base de bons glucides.

Dîner n° 1 :

S'il est protido-lipidique le dîner ressemblera comme un frère au déjeuner. La différence viendra certainement du fait que très souvent ce repas sera pris à la maison. Et chez soi, le choix est toujours plus limité. Mais si vous avez su convaincre votre entourage familial et donner les instructions qui conviennent, vous devriez n'avoir aucune difficulté. L'idéal serait de commencer le repas du soir par une épaisse soupe de légumes. Dans cette soupe on pourra mettre des navets, des poireaux, du céleri, du chou, etc. Elle sera composée exclusivement des légumes figurant dans l'Annexe I. Attention, la cuisinière risque d'être tentée d'y mettre une pomme de terre. Car pour elle une soupe de légumes sans pomme de terre, cela ne peut pas exister. La pomme de terre a en effet le pouvoir de lier la soupe. Le céleri pourra jouer ce rôle. Il y a un autre moyen de bien lier la soupe de légumes, c'est d'y rajouter un jaune d'œuf ou quelques champignons de Paris passés au mixer et réduits en purée.

Pour relever le goût, vous pouvez mettre dans votre soupe de légumes une noix de beurre ou une petite cuillère de crème fraîche, sauf naturellement si votre cholestérol est sous haute surveillance.

Vous pouvez au dîner si vous le désirez manger n'importe quelle viande ou encore mieux du poisson, car il est plus facile à digérer. La recommandation que l'on fait aux personnes âgées de ne pas manger de viande le soir vient du fait que l'élimination des toxines de la viande est toujours extrêmement difficile lorsqu'il y a eu, au cours du même repas, ingestion de glucides. La digestion et donc le sommeil risquent ainsi d'être perturbés.

En dehors de la viande ou du poisson, il y a les œufs que l'on peut accommoder de différentes manières. Mangez des omelettes avec de la salade. C'est délicieux!

Dans la rubrique fromage, en dehors du fait qu'il n'y a pas de limitation (sauf pour ceux qui ont un problème de cholestérol), profitez de ce que vous êtes à la maison pour manger des yogourts. Le yogourt est excellent pour la digestion car il comporte des éléments qui reconstituent la flore intestinale. Mais attention! Ne mangez que de bons yogourts, sans parfums ni fruits. Et vérifiez que le ferment lactique est naturel. Vous serez sûr de ne pas vous tromper en achetant les yogourts fermiers dans les petits pots en verre. Ils sont toujours nature et au lait entier.

Si vous mangez chez vous, profitez-en pour manger des choses permises et simples que vous aimez. Comme le pot-au-feu. Mangez des choses que vous ne trouvez jamais au restaurant, comme les artichauts bouillis. C'est délicieux, plein de vitamines et de sels minéraux et les artichauts comportent beaucoup de fibres, ce qui aide considérablement le transit intestinal. N'oubliez surtout pas de manger des légumes, tomates, épinards, endives, aubergines, choux-fleurs, poireaux, courgettes, champignons.

Dîner nº 2 :

Le dîner nº 2 sera glucidique.

En dehors des aliments qui sont interdits dans tous les cas de figure (le sucre, les pommes de terre, etc.), il faudra impérativement éviter de manger des lipides avec un repas de glucides.

Pas de lipides, cela veut dire pas de viande, pas de poisson, pas d'huile, pas de beurre, pas d'œufs, pas de fromage sauf du fromage blanc à 0 %, comme celui que vous utilisez au petit déjeuner.

Il reste donc tous les légumes verts, le riz complet, les haricots et les lentilles. Mais attention ! pas de *beurre, margarines, huiles ou autres graisses de viande*. On pourrait encore inclure dans cette liste les pâtes complètes faites à partir de farine non raffinée, mais elles sont relativement difficiles à trouver. Si vous avez malgré tout cette chance, il faudra impérativement vérifier qu'elles ne comportent aucune matière grasse dans leur composition. Lorsque vous les mangerez sans beurre ni fromage, je vous conseille, pour éviter la dépression, d'utiliser la sauce à base de tomates recommandée pour le riz complet (voir le riz, chapitre 6, rubrique des féculents).

Voici pour terminer une idée de repas n° 2 :

— *soupe de légumes* (sans matières grasses),
— *riz complet sauce tomate,*
— *fromage blanc à 0 %.*

Je vous ai donné l'exemple de ce repas glucidique pour être le plus exhaustif possible. Personnellement je ne l'aime pas car il présente trop de contraintes. Je le recommande uniquement aux puristes qui sont certains de ne faire aucune erreur. Si vous faites la moindre erreur, tout est compromis.

Je vous recommande donc de faire au dîner comme au déjeuner un repas protido-lipidique à base d'œufs, de volaille, ou de poisson accompagnés de nombreux légumes autorisés. Ne prenez pas de viande deux fois par jour, vous consommeriez trop de graisses saturées nocives !

Pique-nique

Il vous arrive certainement quelquefois pour diverses raisons de ne pas avoir le temps de manger. Généralement c'est le déjeuner que l'on est tenté d'occulter, et pour se simplifier la vie, de deux choses l'une, ou bien l'on saute le repas, ou bien l'on est tenté d'avaler rapidement un sandwich.

Ne sautez jamais un repas. C'est une des règles d'or de la diététique. A la limite, mangez quatre ou cinq fois par jour si cela vous fait plaisir, mais ne sautez jamais un des trois principaux repas. C'est la plus grosse erreur que l'on puisse faire. C'est le meilleur moyen de déstabiliser tout son métabolisme. Interdisez-vous une telle pratique et déconsidérez ceux qui le font. Si vous le faites, sachez que votre organisme se retrouve dans la situation du chien que l'on nourrit irrégulièrement, il fait des réserves dès qu'il reçoit quelque chose à se « mettre sous la dent ».

Au stade où nous en sommes, vous avez, j'en suis persuadé, définitivement chassé de votre esprit le sandwich jambon-beurre de votre bistrot préféré, comme l'infâme petit pain rond au « burger » haché. Je vous dirai en conclusion de ce livre tout le mal que je pense des déplorables habitudes alimentaires qui nous viennent directement du pays qu'on pense être le plus civilisé du monde, bien que l'admiration et l'estime qu'on puisse lui porter soient sur certains points (qui n'ont rien à voir ni avec la gastronomie ni avec la diététique) tout à fait fondées. Par quoi allons-nous remplacer tout cela ? Il suffit de faire preuve d'imagination avec ce que vous savez maintenant.

Voici pêle-mêle tout ce que vous pouvez acheter de commode pour faire une dînette sur le coin de votre bureau ou même vous alimenter pendant un voyage, quelles qu'en soient les conditions :

— *Jambon*[1] (blanc ou de pays) : Je recommande le parme car il est toujours coupé en très fines tranches qui peuvent être mangées sans fourchette ni couteau.

— *Saucisson*[1] : Mais il vous faudra un couteau. Votre coupe-papier peut peut-être faire l'affaire.

— *Œufs durs*[1] : On en trouve pratiquement dans toutes les charcuteries, mais aussi dans les cafés.

— *Tomates* : Si vous prenez la précaution d'avoir en permanence à portée de la main des mouchoirs en papier, la tomate est idéale. Elle peut en effet se manger comme un fruit.

— *Fromages* : Tous peuvent faire l'affaire, mais comme nous devons dans cette rubrique rester avant tout *pratiques*, j'exclurai d'office tous les bries, camemberts et autres pont-l'évêque dont les manifestations spontanées de sympathie risquent fort de ne pas être appréciées de vos proches voisins, surtout si vous êtes dans le T.G.V. ou dans l'avion. Faites donc votre sélection parmi les gruyères, comtés, « Babybel » et « Vache qui rit ».

Mais si vous êtes complètement à jeun vous pourrez, comme je vous l'ai déjà signalé, faire pour votre pique-nique un repas de fruits. Mangez-en autant que vous voulez jusqu'à satiété.

1. A déconseiller en cas d'hypercholestérolémie. En remplacement achetez plutôt du saumon fumé, ou des bâtonnets de crabe.

L'ennui avec les fruits c'est qu'ils se digèrent rapidement. Vous pouvez donc vous retrouver quelques deux heures plus tard avec une « petite faim » qu'il sera facile de combler avec une pomme par exemple.

Même en cas de détresse n'ayez jamais recours aux mauvais glucides interdits tels que les petits gâteaux secs et encore moins naturellement aux barres pseudo chocolatées et autres coupe-faim.

Nous en arrivons maintenant au terme de la Phase I.

Si, avant l'adoption de ces principes alimentaires, vous mangiez normalement du sucre ou que vous étiez un grand amateur de friandises ou de gâteaux, vous pourrez perdre au moins deux kilos dès la première semaine. Ne vous arrêtez surtout pas à ce moment-là sinon vous auriez toutes les chances de reprendre en deux jours ce que vous avez perdu en huit.

Après cette première période, l'amaigrissement deviendra plus progressif et dans la mesure où vous appliquerez scrupuleusement mes recommandations, la perte de poids sera régulière.

Cette perte de poids devrait donc suivre un rythme soutenu bien qu'elle soit liée à des facteurs individuels, comme nous avons eu l'occasion de le préciser un peu plus haut.

L'expérience montre que l'obtention de résultats est toujours plus facile chez les hommes que chez les femmes, sauf peut-être chez les hyper-anxieux ou chez ceux qui suivent des traitements médicaux particuliers (certains médicaments favorisent en effet la prise de poids).

Les femmes font par ailleurs beaucoup plus de

rétention d'eau (au moment des règles, en réaction au stress ou à des problèmes affectifs), ce qui peut, sur une période courte d'une semaine, perturber les résultats. Mais cela ne veut pas dire pour autant que l'on atteindra de moins bons scores, au contraire.

On a pu remarquer que certains sujets féminins avaient parfois plus de difficultés que d'autres a obtenir des résultats. Quatre causes possibles ont pu être identifiées :

— l'anxiété qui stimule anormalement la sécrétion d'insuline ;

— les dérèglements hormonaux au moment de l'adolescence et de la ménopause ;

— les problèmes thyroïdiens, assez rares, d'ailleurs ;

— on peut aussi rencontrer des organismes féminins qui opposent une certaine forme de résistance, tout au moins au début, du fait des multiples privations dont ils ont pu être victimes, à la suite de régimes hypocaloriques abusifs et successifs.

Si vous aviez préalablement quelques problèmes avec votre taux de cholestérol, il n'y aura désormais plus de raisons d'avoir la moindre crainte. Car dans la mesure où vous saurez faire une gestion intelligente de votre consommation de lipides vous devriez à très court terme vous débarrasser rapidement de ce souci.

Evitez les graisses saturées qui augmentent votre cholestérolémie, mais surtout, choisissez les graisses qui font baisser le mauvais cholestérol comme celles qui font augmenter le bon, ce qui est notamment le cas de l'huile d'olive.

Evitez les sauces et les graisses pour les cuissons. On peut très bien faire une cuisine légère et délicieuse sans utiliser de corps gras.

Ces notions sont définitivement admises par tous les spécialistes du monde et les publications scientifiques dans ce domaine sont impressionnantes (voir chapitre 8 et Annexe technique p. 268).

Bien que cela soit improbable, il se pourrait cependant que votre médecin ne soit pas tout à fait d'accord avec cette nouvelle approche car ce n'est pas ce qu'on lui a enseigné. L'évolution des mentalités se fait, dans ce domaine comme dans beaucoup d'autres, avec une certaine lenteur, même lorsque des faits scientifiques irréfutables leur sont opposés.

Il n'y a plus personne aujourd'hui pour affirmer que les nourrissons doivent obligatoirement être emmaillotés comme des momies, sous peine de voir leurs membres inférieurs se développer d'une manière anarchique. C'est pourtant l'obligation que des mères de familles ont scrupuleusement respectée pendant des centaines d'années et jusqu'à une période très récente, sous l'œil avisé des représentants de la Faculté. On reste consterné en pensant que des centaines et des centaines de générations de bébés ont souffert le martyre (et combien n'ont pu y survivre ?) seulement parce que leurs mères respectaient les croyances « pseudo-scientifiques » de leur époque.

En respectant normalement les règles de la Phase I, il est impossible que vous n'obteniez pas de résultat. Si c'était le cas, ou si l'amaigrissement était anormalement long, c'est qu'il y aurait quelque chose que vous ne feriez pas correctement ou qu'il existerait des facteurs favorisant une résistance à l'amaigrissement (stress, médicaments, troubles hormonaux).

Il faudrait alors pendant quelque temps, faire la liste *exhaustive* de tout ce que vous mangez du matin au soir. A la lumière du contenu de ce livre vous trouveriez certainement ce qui ne va pas.

Vous pourriez par exemple faire une consommation régulière de potages qui selon les dires de votre entourage ne contiendraient que des légumes « autorisés » tels que : tomates, oseille, poireaux, etc. Soyez plus suspicieux et vérifiez à la source. Vous pourriez par exemple découvrir que les fameux potages proviennent de soupes en boîte ou en sachet. Or si vous analysez la composition, qui est obligatoirement précisée sur le conditionnement, vous remarquerez avec stupéfaction qu'en plus des légumes autorisés, ils contiennent des mauvais glucides sous la forme de fécule d'amidon, sucres, dextrose et autres agents épaississants ou colorants.

Soyez donc méfiant ! Même si ces principes alimentaires ne sont pas difficiles à mettre en application, ils demandent, tout au moins dans la première Phase, de faire quelques efforts et même, avouons-le, quelques sacrifices. Ne prenez donc pas le risque de les compromettre stupidement.

Par ailleurs, il faut savoir que l'une des conséquences de la mise en œuvre des principes de la méthode est de forcer notre organisme à retrouver son instinct d'origine qui consiste à fabriquer partiellement son propre glucose à partir des graisses de réserve. Auparavant, il se contentait paresseusement du glucose qui lui était apporté en quantité excessive par les mauvais glucides.

Il n'est donc pas impossible qu'au moment du changement d'habitudes alimentaires, votre organisme fasse en quelque sorte de la résistance en tardant à se décider à fabriquer son propre glucose. Ceci peut donc se traduire par de soudaines fatigues notamment à l'occasion d'un effort physique (sport).

Si cela devait arriver, il faut savoir que cette situation ne peut se produire que pendant quelques jours.

En aucun cas il ne faut céder en reprenant des mauvais glucides pour élever artificiellement la glycémie.

On pourra cependant, pendant cette période de transition tout au moins, compenser cette situation en ingérant des figues sèches ou encore du chocolat noir à 70 % qui sont de bons glucides.

Durée de la Phase I

La question légitime que l'on ne manque pas de se poser une fois parvenu à la fin de ce chapitre est :

Combien de temps doit-on rester en phase I ?

Au risque de faire sourire je répondrai par une formule chère à l'un de nos grands comiques aujourd'hui disparu : « un certain temps » ! Car cela dépend en fait d'un grand nombre de paramètres.

On pourrait répondre que la Phase I doit durer le temps nécessaire pour se débarrasser de sa surcharge pondérale, sachant que la progression de l'amaigrissement se fait généralement selon des critères individuels.

Mais on pourrait par ailleurs énoncer comme règle que la fin de la Phase I correspond à l'atteinte du poids idéal. Et pour le calculer il suffit de se reporter à l'annexe page 281.

Au lieu de parler de poids idéal, nous devrions plutôt parler de poids de forme ou d'équilibre, une notion très individuelle qui correspond à l'atteinte d'un seuil au-delà duquel l'organisme décide de lui-même de se stabiliser et de ne plus maigrir.

Si vous avez dix ou quinze kilos à perdre, la Phase I pourra donc durer de quelques semaines à quelques mois.

Si vous n'en avez que quatre ou cinq à perdre, vous pouvez être ainsi tenté de l'écourter sitôt l'objectif atteint.

Or je vous rappelle que le but de la Phase I, outre de se délester de ses kilos en trop, est surtout de mettre au repos son pancréas pour lui permettre ainsi de remonter son seuil de tolérance au glucose.

En conséquence, si vous écourtez prématurément la Phase I, vous risquez, bien que les kilos éventuels aient disparu, de n'avoir pas encore donné à votre pancréas le temps nécessaire pour qu'il se refasse une santé.

Dans l'hypothèse où vous n'auriez pas de kilos à perdre et que vous suiviez les principes de la méthode uniquement pour retrouver une plus grande vitalité physique et intellectuelle, le problème serait évidemment le même. Vous avez en effet intérêt à prolonger le plus longtemps possible (minimum 1 mois) votre Phase I pour réharmoniser d'une manière définitive toutes vos fonctions métaboliques et digestives.

En réalité la question de la durée de la Phase I

ne devrait pratiquement pas se poser, car le passage en Phase II ne se fera pas du jour au lendemain, mais très progressivement.

Et puis vous verrez que la Phase I n'est aucunement contraignante puisqu'elle ne fait pas l'objet de privation.

Vous verrez d'ailleurs que vous y serez tellement bien que vous aurez du mal à en sortir.

Résumons les grands principes de la Phase I

— *Ne jamais mélanger les mauvais glucides avec les lipides au cours d'un même repas.*
— *Eviter tous les aliments glucido-lipidiques* : lait, chocolat, avocat, foie, noisettes, biscuiterie.
— *Supprimer totalement le sucre* de votre alimentation.
— *Ne pas manger de farines raffinées.*
— *Ne manger que du pain intégral, complet, au son ou fabriqué avec des farines non raffinées (au petit déjeuner seulement).*
— *Oublier les pommes de terre et particulièrement les frites.*
— *Oublier le riz blanc.*
— *Ne jamais manger de pâtes fabriquées avec des farines raffinées.*
— *Mangez les fruits seuls, à jeun,* et manger la peau si possible.
— *Renoncer provisoirement à l'alcool sous toutes ses formes :* apéritif, vin, bière, digestif.
— *Eviter les cafés trop forts.* Prendre l'habitude de boire du décaféiné.
— *Ne jamais sauter un repas.* Répartir les aliments en trois repas pris si possible à la même heure.

— *Limiter la consommation des « mauvais » lipides en privilégiant celle des « bons » lipides pour prévenir les maladies cardio-vasculaires.*
— *Essayer de boire peu en mangeant* pour éviter de noyer les sucs gastriques. Ne jamais boire en se mettant à table.
— *Prendre son temps pour manger.* Assurer une bonne mastication. Eviter toute tension au cours des repas.
— *Faites vous-mêmes vos jus de fruits. Evitez les sodas et les jus de fruits industriels qui contiennent du sucre.*
— *Attendre trois heures après un repas glucidique* (petit déjeuner par exemple) *avant d'ingérer des lipides.*
— *Attendre quatre heures après un repas lipidique pour ingérer des glucides.*
— *Manger beaucoup de fibres alimentaires :* salades, poireaux, asperges, artichauts, aubergines, etc. (voir tableau chapitre 2).

AVERTISSEMENT : L'énoncé ci-dessus n'est que le recueil de quelques principes évoqués dans le texte. En aucun cas il ne doit être considéré comme un condensé exhaustif de la méthode. Son application anarchique et la mauvaise assimilation des chapitres précédents et suivants pourraient conduire à un déséquilibre alimentaire qui, dans une mauvaise gestion des lipides, risquerait de se révéler dangereux (prévention des maladies cardio-vasculaires).

NOTE : La phase I correspondant à la perte de poids repose sur un grand principe que nous avons développé tout au cours des chapitres précédents, celui des choix :

— choix entre les bons et les mauvais glucides ; seuls les glucides à index glycémique bas pourront faire partie des repas glucidiques ;

— choix des glucides à index glycémique très bas (inférieur à 15) comme accompagnement des viandes et des poissons, c'est-à-dire la plupart des légumes verts ;

— choix entre les bonnes et les mauvaises graisses qui devra être fait dans un souci permanent de prévention des maladies cardio-vasculaires.

On voit bien qu'il n'est pas question de supprimer les glucides ni les graisses, mais simplement de sélectionner ceux qui sont bénéfiques, que l'on recommande, et ceux qui sont maléfiques, que l'on conseille d'éviter.

Le régime alimentaire proposé est donc parfaitement équilibré au sens traditionnel du terme et a l'avantage de ne comporter aucune restriction en termes de quantité.

Phase II : le maintien de l'équilibre pondéral

Nous voici donc au seuil du « régime de croisière ». Vous avez parfaitement assimilé les principes de notre nouveau mode d'alimentation. Vous avez supprimé à jamais certains aliments « dangereux ». Vous avez depuis quelques semaines adopté des habitudes alimentaires différentes. Vous avez perdu le nombre de kilos qui constituait votre objectif, et vous êtes donc prêt à passer à la Phase II.

Contrairement à la Phase I qui ne pouvait être que limitée dans le temps, la Phase II se prolongera certainement jusqu'à la fin de vos jours. En ce qui me concerne, il y a presque dix ans que je suis en Phase II et je n'ai pas repris un gramme. Et pourtant je ne me prive *de rien*.

La Phase II, comme l'indique le titre du chapitre, correspond au *maintien de l'équilibre pondéral*. C'est désormais à ce stade que nous allons vraiment apprendre à *gérer notre alimentation*.

En Phase I nous avons principalement supprimé un certain nombre d'aliments, dont je vous ai parlé, dans certains cas, en terme d'interdiction. En Phase II plus rien ou presque n'est complètement interdit. Il y aura seulement certaines choses à *éviter* mais uniquement dans certaines conditions.

En Phase II les principes vont vous paraître plus flous, plus nuancés. C'est le propre de toute gestion.

La gestion n'est pas seulement l'application *stricto sensu* de règles parfaitement définies une fois pour toutes. C'est aussi l'art d'appliquer ces règles. N'importe quel imbécile est capable d'appliquer des règles. Et nous en faisons les frais la plupart du temps, lorsque nous avons affaire à une organisation administrative, qu'elle soit publique ou privée. Pour l'administration il y a les règles, toutes les règles, et rien que les règles. Si je ne vous propose pas d'administrer votre alimentation comme vous l'avez fait en quelque sorte en Phase I, c'est parce que cela deviendrait désormais inutile et fastidieux.

Et c'est cette subtilité qui relève de l'art, qui fait toute la différence entre les administrateurs (au sens propre du mot) et les gestionnaires. Le « rond-de-cuir » n'applique que des règles. Le gestionnaire s'en inspire.

C'est ce que je vous propose ici.

Nous allons donc revoir les règles de base, mais nous nous attarderons à chaque fois sur la manière avec laquelle elles peuvent être désormais interprétées et appliquées.

Le sucre

Il reste et restera toujours un produit dangereux. Ce que je vous ai dit en Phase I reste valable ici. Prenez l'habitude de le bannir de votre alimentation. Même si vous avez oublié votre édulcorant, ne cédez pas à la tentation de vous dire : « un petit morceau de sucre aujourd'hui ne peut quand même pas tout remettre en question ». Ce serait vrai dans l'absolu si vous étiez certain que vous n'avez consommé et que vous ne consommerez aucun autre mauvais glucide dans la journée.

Soyez *inflexible* ! Pas de sucre en morceaux dans votre café ! Pas de sucre en poudre dans votre fromage blanc ! Ou bien vous avez votre édulcorant, ou bien vous vous en passez !

Il faut en fait que vous raisonniez par équivalence. Et c'est ce que je vais essayer de vous apprendre dans ce chapitre. Dites-vous qu'un petit morceau de sucre, c'est l'équivalent de deux verres de champagne ou trois verres de Bordeaux. A vous de choisir !

Car le principe en Phase II c'est que vous allez pouvoir prendre désormais d'importantes libertés par rapport aux règles de la Phase I. Mais vous devrez vous considérer comme étant en *liberté surveillée*. C'est cette liberté surveillée qui devra faire l'objet d'une *bonne gestion* !

Du sucre, vous allez en fait être « obligé » d'en manger. Car il y en a dans la plupart des desserts. Je vous apprendrai à choisir parmi les desserts ceux qui en ont le moins. Mais si vous décidez à un moment de céder à votre envie de manger un dessert, vous ne pouvez pas du même coup mettre un sucre dans votre café. Buvez donc votre café sans sucre si vous pouvez, mais ne cédez jamais à la tentation d'en consommer.

Soyez *inflexible* pour le sucre ! C'est du poison et vous devez le traiter comme tel !

Nous allons voir que vous pourrez être plus indulgent avec le reste.

Et le miel ? Voilà une question qui sans doute vous brûle les lèvres depuis le début. Puisque c'est un produit naturel, donc non raffiné, vous vous attendez probablement que j'en dise le plus grand bien. Je crains de vous décevoir quelque peu.

En fait ce qui nous intéresse dans le miel, c'est le pouvoir glycémiant de ce glucide.

Eh bien ! sachez qu'il est malheureusement élevé puisque son index glycémique est de 90 ; c'est donc un mauvais glucide.

Comme vous, j'ai cru pendant longtemps que malgré cela il recelait des trésors de santé en termes de vitamines, sels minéraux et autres oligo-éléments. En fait le bilan est bien décevant car il ne contient pas grand-chose à part des sucres. J'ai en tout cas perdu définitivement toute illusion lorsqu'un apiculteur m'a expliqué que tous les grands producteurs de miel mettaient à la disposition de leurs abeilles une quantité impressionnante de sucre industriel pour suppléer les carences en fleurs (du fait du déboisement et de l'utilisation des désherbants agricoles) mais surtout aussi pour améliorer les rendements d'une manière substantielle.

Le pain

L'un de mes frères qui comme moi est un amateur de bons vins rouges a vraiment compris ce que représentait la consommation de pain au cours d'un repas lorsque je lui ai dit : « A chaque fois que tu mangeras une bouchée de pain, il faudra te priver d'un verre de Bordeaux. » C'est une question de choix !

Au niveau du petit déjeuner, il faudra continuer, si celui-ci est glucidique, à ne consommer *que du pain complet ou intégral*. En revanche, si après trois mois le fromage blanc à 0 % vous « sort par les yeux », vous pourrez le remplacer par une margarine ou un beurre allégé, à condition de ne pas en mettre une trop grosse quantité. Ne prenez qu'exceptionnellement du beurre, si vraiment vous n'avez pas le choix, en voyage par exemple.

Même chose pour le lait. Par principe, gardez l'habitude de ne consommer *que* du lait écrémé. Si exceptionnellement vous n'en avez pas sous la main, ce qui peut être le cas en voyage, prenez de la crème ou du lait entier mais très modérément.

Le petit déjeuner glucidique, tel qu'il est recommandé en Phase I, n'est pas très contraignant. Organisez-vous donc en conséquence pour en adopter définitivement les règles.

Il m'arrive de temps en temps d'avoir des petits déjeuners de travail dans des grands hôtels parisiens. Je ne peux généralement pas, dans ce cas, m'empêcher de goûter à ces délicieuses brioches ou à ces excellents croissants dégoulinants de bon beurre.

Lorsque je sors d'un tel petit déjeuner, j'inscris automatiquement dans ma tête cet *écart* au passif de mon équilibre alimentaire. Je veux dire par là que j'en tiendrai compte dans les choix que je ferai au déjeuner et au dîner. Il est probable que je ne mangerai pas de chocolat au déjeuner ou que je m'abstiendrai de boire du vin si c'est possible au dîner.

Vous comprenez donc déjà que le secret d'une bonne gestion, c'est une *répartition harmonieuse des écarts*. Disons qu'il y a une certaine tolérance en ce qui concerne le mélange lipide-glucide. Et que tant que vous ne dépasserez pas cette limite raisonnable vous maintiendrez votre équilibre pondéral.

Je ne peux pas vous dire quelle est cette limite, car elle est différente selon les individus. Cela dépend de leur sensibilité au glucose et notamment de la manière avec laquelle le pancréas va réagir. Si vous avez remonté votre seuil de tolérance au glucose, après une Phase I sérieuse, il est probable que la production d'insuline sera désormais beaucoup mieux contrôlée et juste nécessaire pour chasser la quantité excédentaire de sucre du sang. Mais rassurez-vous, vous trouverez très facilement cette limite tout seul en surveillant votre balance très régulièrement.

Car naturellement, en bon gestionnaire, il faudra avoir en permanence un œil sur les clignotants et surveiller votre poids comme vous surveillez votre trésorerie. Vous savez en professionnel que les écarts sont toujours faciles à compenser s'ils sont décelés à temps.

Au déjeuner, que celui-ci ait lieu chez vous, à la cantine de votre entreprise ou dans un grand restaurant, vous conserverez l'une des règles d'or: *pas de pain en mangeant*! Si vous mangez des huîtres, mangez-en trois ou quatre de plus bien qu'elles soient un peu glucido-lipidiques plutôt que de manger une tartine de pain beurré.

Je ne reviens pas sur le fameux petit pain tartiné de beurre que vos compagnons de repas continuent toujours à dévorer en se mettant à table. Ce petit pain est à proscrire pour toujours!

Ne mangez pas non plus le toast que l'on vous sert avec le saumon fumé. Commandez plutôt du saumon frais mariné à l'aneth. C'est délicieux et il n'y a pas de toast en accompagnement. Donc pas de tentation.

Si vous mangez du foie gras l'interdiction du toast est formelle. D'autant plus que le foie est un peu glucido-lipidique. C'est une des raisons pour lesquelles il n'était pas dans la liste des aliments autorisés en Phase I.

En vous passant de pain, à l'exception du petit déjeuner, vous prendrez petit à petit l'habitude de mieux goûter les plats raffinés que l'on vous servira. C'est particulièrement vrai pour le foie gras, surtout s'il est frais, ce que je vous encourage à prendre en priorité au restaurant. Car du foie gras cuit vous pouvez toujours en manger chez vous. Il s'agit là de l'application d'une autre règle qui a peu de chose à voir avec l'objet de ce livre car elle relève de principes qui se rapportent plutôt à la gastronomie en général. Cette règle est la suivante : *mangez au restaurant ce que vous ne pouvez pas manger chez vous.*

Lorsque je suis au restaurant, je suis souvent stupéfait devant le conservatisme de ceux qui m'accompagnent, qu'ils soient français ou étrangers. Quand ils regardent la carte ils arrêtent immanquablement leur choix sur ce qu'il y a de plus commun et de plus classique, c'est-à-dire sur ce qu'ils mangent tous les jours, qu'ils soient à Paris, à Tokyo ou à New York. Il faut donc toute la diplomatie et l'esprit de persuasion du maître d'hôtel pour les détourner de ce plat de viande banal qui se rapproche le plus de leur nourriture habituelle.

Si vraiment ils font preuve d'aussi peu d'imagination et de créativité dans leur business, je plains leurs patrons ou leurs actionnaires.

Au restaurant, prenez en priorité du poisson. C'est avec le poisson et grâce à lui que nos grands cuisiniers nationaux font la meilleure démonstration de leur talent. La France est un des rares pays au monde où, même à 500 km des côtes, on trouve toujours du poisson frais. Profitez-en et encouragez cette situation de fait exceptionnelle, qui en plus protège vos artères.

Pour en revenir au pain, je vous ferai seulement une petite concession en ce qui le concerne et elle se situe au niveau du fromage.

Si vous vous trouvez dans un de ces trop rares restaurants qui servent du pain complet, je vous concède, dans la mesure où vous n'avez fait preuve d'aucun écart notoire jusqu'alors, le mariage exceptionnel que constituent le chèvre cendré, le pain complet et votre médoc préféré.

Les féculents

Même en Phase II, je conserve toujours le même mépris pour la pomme de terre, le riz raffiné, les pâtes blanches et le maïs.

Vous avez certainement compris en Phase I qu'ils étaient, comme le pain blanc, les grands responsables de la prise de poids, et qu'ainsi chaque fois qu'on les mélangeait avec des lipides, ils créaient des conditions déplorables. Comme le pain, mieux vaut donc s'en passer au déjeuner et au dîner.

A moins que vous n'en décidiez autrement d'une manière délibérée. Sachez en tout cas qu'il existe un moyen de diminuer l'effet négatif de ces mauvais glucides. En les accompagnant de fibres, vous pourrez en effet réduire l'index glycémique [1].

Si par exemple vous décidez de manger des frites pour vous faire plaisir, ne manquez pas de les accompagner d'une abondante salade dont les fibres permettront de minimiser l'écart qu'elles ne manqueront pas de constituer.

Vous vous trouverez parfois dans des situations où il sera difficile de refuser l'écart. Mais ne cédez pas pour autant à la facilité. J'entends par là que vous devez vous *programmer* de telle manière que par instinct vous réagissiez négativement en les excluant d'office. Rassurez-vous, même si vous y parvenez, il y aura suffisamment de cas où vous serez obligé de faire des exceptions à la règle pour satisfaire vos fantasmes.

En nouvelle cuisine, alors que le service se fait à l'assiette, il y a généralement trois ou quatre légu-

1. Voir Annexe technique p. 264 à 267.

mes en accompagnement. Si vous en laissez un sur quatre, personne ne vous en voudra.

Mais voilà, vous pouvez être invité chez votre voisine de palier ou chez votre vieille tante acariâtre. Et si vous laissez la moindre parcelle de gratin dauphinois ou de grain de riz indécollable dans votre assiette, vos relations sociofamiliales pourraient sérieusement en souffrir. Admettez donc un écart supplémentaire mais celui-ci est d'autant plus frustrant qu'il n'apporte aucun plaisir en compensation, ce qui ne serait pas le cas si l'écart en question avait pour objet le merveilleux « chaud-froid de pommes à la pistache » de Joël Robuchon[1].

Sachez en tout cas que si vous avez terminé votre assiette de mauvais glucide avec ou sans plaisir, il vous faudra réduire par ailleurs soit la boisson, soit le dessert. Si par malheur, vous êtes obligé non seulement d'avaler le riz, mais aussi de terminer le baba au rhum étouffant que votre hôtesse a spécialement préparé pour vous, vous allez alourdir considérablement votre passif. Et peut-être vous faudra-t-il selon l'importance de l'écart une ou deux journées de retour en Phase I pour rétablir la balance.

En revanche, je vous mets en garde contre une tendance naturelle à considérer, dans les cas désespérés, que perdu pour perdu, autant ne plus faire attention du tout. Et de vous dire en vous laissant aller : « On avisera en fonction des dégâts ». Ceci est *un danger qui vous guette et il faut à tout prix que vous n'y succombiez jamais*.

N'arrêtez jamais l'application de vos principes

1. Joël Robuchon (Jamin), 32, rue de Longchamp, Paris, 16e.

sous prétexte que « pendant les fêtes de Noël c'est impossible à appliquer ».

Je le sais pour l'avoir expérimenté depuis de nombreuses années : même dans les situations les plus critiques, il est toujours possible de gérer son alimentation. Vous faites des écarts par obligation, soit, mais sachez les gérer dans la période présente et celle qui suit en évitant tout au moins tout ce qu'il est possible d'éviter.

Si vous commencez à mettre en pratique mes recommandations selon le rythme de l'accordéon, vous n'en sortirez jamais.

Ce qu'il faut, et vous l'avez compris, c'est relever le plus possible votre seuil de tolérance au glucose. Si vous pratiquez la méthode de l'accordéon qui consiste à revenir en Phase I dès que vous avez pris trois ou quatre kilos, vous n'y parviendrez jamais.

Je peux vous dire par expérience qu'après plus de dix ans de bonne gestion en Phase II, mon seuil de tolérance au glucose est extrêmement élevé. Cela veut dire que plus on est vigilant dans les premiers mois et les premières années, plus on peut ensuite supporter des écarts importants.

La méthode que je vous propose a pour objet de vous *déconditionner* des mauvaises habitudes alimentaires prises depuis votre enfance. L'une des clés de la réussite passe par un *reconditionnement* positif. Si ce reconditionnement est bien fait en Phase I, vous n'aurez pratiquement plus d'efforts à faire en Phase II. J'entends par là que vous aurez acquis un certain nombre de réflexes, qui, en permanence, induiront les bons choix dans le cadre de votre gestion.

Si, sur la carte, vous remarquez des pâtes fraîches et que cela vous fasse plaisir d'en commander, faites-le. Mais faites-le en connaissance de cause. Profitez au maximum du plaisir que cela peut vous apporter, mais gardez-le bien en mémoire pour en compenser ultérieurement les effets négatifs.

Dans l'hypothèse où vous auriez décidé au cours d'un repas de manger du foie gras, des huîtres et des coquilles Saint-Jacques sans vous priver du Brouilly qui va si bien avec les crustacés, et qu'au détour de votre plat principal, vous rencontriez une pomme de terre, du riz ou quelques pâtes, *évitez-les à tout prix!* Vous n'êtes pas aussi faible, que diable, pour vous montrer incapable de résister.

En lisant ces lignes, je sais que vous n'êtes pas complètement convaincu d'être capable de résister et d'avoir la volonté suffisante pour délibérément laisser quelque chose que vous aimez dans votre assiette.

Eh bien! vous verrez que ce sera en fait plus facile que vous ne l'imaginez. Lorsque vous aurez constaté avec joie les résultats spectaculaires auxquels vous serez parvenu en Phase I, votre limitation sera automatique. Inconsciemment, vous aurez beaucoup de difficultés à céder aux tentations.

Vous parviendrez donc petit à petit à une autorégulation. Vous vous autogérerez, en quelque sorte.

Les fruits

En ce qui concerne les fruits, les règles que je vous ai données dans le chapitre consacré à la Phase I continueront à être appliquées. Vous devez donc continuer à manger les fruits à jeun.

Vous avez certainement compris que ce n'est pas tant la quantité très relative de glucides (fructose) que contiennent les fruits qui est à l'origine de cette règle, que le fait de *la maldigestion* des fruits s'ils sont ingérés avec autre chose. Lisez bien le chapitre sur la digestion et vous en saurez un peu plus. Il y a certains fruits, en revanche, dont le taux de fructose est si bas qu'il n'y a aucune contre-indication à en manger en Phase II, même tous les jours si cela vous fait plaisir. Ce sont les *fraises, les framboises et les mûres*.

D'avril à octobre, on trouve pratiquement des fraises et des framboises dans tous les restaurants. Et sachez que si vous êtes allergiques aux fraises, il y a neuf chances sur dix pour que cette allergie soit l'un des effets secondaires de votre intoxication aux mauvais glucides. Elle devrait donc disparaître comme par enchantement au cours de la Phase I. Vous serez stupéfait d'ailleurs de voir disparaître très rapidement nombre de petits ennuis dont vous souffriez jusqu'à maintenant.

Je reviendrai un peu plus en détail sur ces étranges phénomènes dans un autre chapitre.

Au déjeuner comme au dîner, au restaurant comme à la maison, mangez des fraises et des framboises.

Si votre repas est authentiquement protido-lipidique, vous pouvez y ajouter de la crème fraîche allégée de préférence. Mais attention, pas de sucre en poudre sinon un édulcorant en poudre.

Si vous n'avez fait aucun écart (en dehors du vin) ou si ceux-ci restent très modestes, vous pouvez même demander de la crème fouettée (crème Chantilly) bien qu'elle contienne une très petite quantité de sucre. A la maison, vous pouvez préparer la chantilly avec un édulcorant en poudre.

De nombreux lecteurs des éditions précédentes m'ont écrit pour me demander s'il fallait considérer les fruits cuits de la même manière que les fruits crus. Je serais tenté de répondre oui avec toutefois quelques nuances. Les fruits cuits fermentent moins que les fruits crus mais ont perdu la quasi-totalité de leurs vitamines. La perturbation gastrique est donc moindre. Une compote, une poire belle-Hélène ou autre pêche Melba ne représenteront donc qu'un tout petit écart.

Il faut savoir en revanche que les fibres des fruits cuits perdent l'essentiel de leurs propriétés, notamment en ce qui concerne leur pouvoir hypoglycémiant.

Quant aux fruits au sirop ils doivent être complètement exclus en raison de leur forte concentration en sucre. Quant aux fruits secs, dont l'index glycémique est moyen, mais dont la plupart comportent de bonnes fibres, ils pourront être ingérés pour soutenir un gros effort physique. La figue sèche est certainement le meilleur d'entre eux et la banane le plus mauvais.

Les desserts

Cette rubrique comme celle du vin m'est chère à tout point de vue car par nature j'aime les « douceurs » d'une manière générale et en fin de repas en particulier.

A chacun ses points faibles. Il suffit de savoir les gérer.

Pour ma part je pourrais me passer de pomme de terre pendant la vie entière, de pâtes fraîches, pendant un an au moins, mais je ne pourrais pas survivre sans chocolat pendant plus d'une semaine.

A côté de la « nouvelle cuisine », il y a aussi la « nouvelle pâtisserie » et il faut reconnaître que depuis plus de dix ans des progrès considérables, en termes de créativité et d'ingéniosité, ont été faits dans ce domaine par nos grands cuisiniers qui sont tous de grands pâtissiers.

Les pâtisseries françaises sont devenues de loin les meilleures du monde par leur originalité, leur beauté, leurs parfums naturels et surtout leur légèreté. Gaston Lenôtre[1] est certainement l'un des plus grands maîtres en la matière et il est heureux qu'il ait fait autant de disciples qui ne sont pas loin d'égaler le maître. Même le « Framboisier »[2] de votre quartier doit être reconnu comme un modèle du genre, tant il recèle d'extraordinaires mousses toutes plus légères et ingénieuses les unes que les autres. En Phase II vous allez pouvoir apprécier ces délices, tout en restant dans la logique de notre système. Si vous aimez les pâtisseries, ne mangez que les plus légères qui sont aussi les meilleures. Les plus compatibles avec notre méthode sont naturellement celles qui contiennent le moins de farine et le moins de sucre. De la même manière que les sauces « nouvelle cuisine » ne contiennent pas de farine, les « nouvelles pâtisseries » et particulièrement les mousses contiennent peu ou pas de farine et toujours très peu de sucre. Le fondant au chocolat amer dont vous trouverez la recette en annexe ne

1. Gaston Lenôtre, 44, rue d'Auteuil, Paris, 16e.
2. Framboisier, 11, avenue du Colonel Bonnet, Paris, 16e.

contient que 50 grammes de farine pour un poids total de gâteau de 1 kg environ, soit 5 %. Quant au sucre il n'est même pas prévu d'en rajouter. Le peu que contient le chocolat amer que vous utilisez suffit. Voilà donc un gâteau dont vous pouvez vous délecter en n'inscrivant qu'un écart modeste à votre passif quotidien.

Je vous conseille d'autre part la mousse au chocolat car celle-ci ne contient presque pas de glucides en dehors du peu que l'on trouve dans le chocolat amer. Et si elle n'est pas assez sucrée à votre goût, ce qui me surprendrait, rajoutez simplement un peu d'édulcorant en poudre (voir recette en annexe).

J'ai commencé par le chocolat car c'est ma passion. Parce que je l'aime beaucoup et que s'il est de première qualité (riche en cacao) il ne contient que peu de mauvais glucides et a un index glycémique bas (22).

Mais il y a bien d'autres choses aussi séduisantes parmi les « nouveaux desserts ». Le bavarois par exemple. C'est une mousse de fruits (prenez de préférence le bavarois aux fraises ou aux framboises) qui a la consistance d'un flan. Il contient bien du sucre et quelques glucides, mais en quantité très raisonnable. Disons, sans avoir à tomber dans les toujours fastidieux pourcentages, que votre tranche de bavarois contient moins de glucides qu'une fourchette de frites, un toast, ou deux ou trois gâteaux secs.

En dehors du bavarois, il y a la charlotte qui, je dirais, est une espèce de bavarois habillé de biscuit. Mangez la partie intérieure très souvent glacée et laissez dans votre assiette le biscuit qui ne présente aucun intérêt gastronomique et qui, en revanche, est un mauvais glucide.

Si vous aimez les sorbets et les glaces, ne vous en privez pas. La quantité de sucre qu'ils contiennent est généralement inexistante pour le sorbet et relativement faible pour les glaces de bonne qualité (mais cette dernière contient des lipides).

Mais sachez que, contrairement à ce que l'on croit, le froid de la glace ne fait pas digérer. C'est pourtant ce que l'on a tendance à penser car c'est l'impression très momentanée que cela provoque.

Et si vous aimez les glaces, vous les préférez peut-être avec du chocolat chaud et une montagne de chantilly délicatement disposée sous un petit parapluie japonais. Ne vous en privez pas car leur index glycémique est bas (35). En terme d'écart cela ne représente même pas l'équivalent d'une affreuse pomme de terre.

Quant aux tartes, qu'elles soient tatin ou maison, elles ont, du fait de la quantité de farine et de sucre qu'elles contiennent, un taux de mauvais glucides qui peut faire réfléchir. Mais encore une fois tout est une question de choix. Car votre morceau de tarte n'est pas pire qu'une pomme de terre sous la cendre ou que deux cuillères à soupe de riz blanc.

Si vous n'avez fait aucun ou peu d'écarts dans la journée, à vous de décider. Mais comme pour le reste, ne choisissez d'en manger que si cela doit vous faire plaisir et si vous êtes certain que la qualité mérite le petit sacrifice qu'il faudra faire ensuite.

L'alcool

Toutes les boissons alcoolisées doivent faire à elles seules l'objet d'une gestion parallèle. En Phase II, comme je vous l'ai déjà laissé entendre, vous allez pouvoir réintégrer les boissons alcoolisées mais dans certaines limites. J'entends par là qu'il va falloir, là aussi, faire des choix. Vous ne pourrez pas, je vous préviens tout de suite, réintégrer d'office (si tant est que cela ait fait partie de vos anciennes habitudes) l'apéritif, le vin blanc, le vin rouge et le digestif. Même si c'est un repas exceptionnel, qui par définition comportera d'autres écarts, ce n'est pas raisonnablement envisageable. Il va donc falloir gérer ce que l'on boit comme l'on gère ce que l'on mange.

L'apéritif

A l'apéritif, prenez plutôt un verre de bon champagne qu'un alcool pur tel que whisky ou gin, même si vous y mettez de l'eau ou du Perrier[1]. Tout simplement parce que l'écart est moindre. Un whisky représente l'équivalent en alcool d'un demi-litre de vin rouge. Personnellement je préfère me réserver pour le vin. C'est la raison pour laquelle, au restaurant, je ne bois jamais d'apéritif. En guise d'apéritif et pour « trinquer » avec mes compagnons de table, je demande de préférence un verre de vin. La plupart du temps, d'ailleurs, je demande au maître d'hôtel d'apporter tout de suite le vin que nous boirons pendant le repas. Si c'est un Bordeaux jeune ou un Beaujolais supérieur (Brouilly, Fleurie), cela va avec pratiquement tout. Il n'est donc pas nécessaire d'attendre d'avoir commandé tous les plats pour savoir ce que l'on va boire. Et puis, on peut toujours commander autre chose au cours du repas si

1. Le tonic que l'on boit seul ou avec un alcool est une boisson sucrée. N'en buvez plus !

c'est nécessaire, ne serait-ce qu'une demi-bouteille.

Le vin à l'apéritif est d'ailleurs une pratique qui paradoxalement nous vient de l'étranger. A New York, à Berlin ou à Singapour, vous pouvez demander un verre de vin à l'apéritif dans n'importe quel grand restaurant sans que le maître d'hôtel, comme c'est trop souvent le cas en France, ne vous prenne pour un paysan corrézien ou un O.S. de chez Renault.

Je pense qu'il est superflu de vous recommander de ne pas prendre plus d'un apéritif. Surtout si c'est un whisky ou quelque chose d'équivalent. Si vous ne pouviez pas faire autrement, ce qui m'étonnerait fortement, prenez plutôt un deuxième verre de champagne.

L'apéritif est généralement le plus mauvais moment à passer quand on a le souci d'une bonne gestion de son alimentation. Si l'on se trouve chez des amis c'est le moment qui traîne le plus en longueur car la maîtresse de maison attend très souvent que les derniers invités soient arrivés pour commencer certaines cuissons qui peuvent durer plus d'une heure.

Si vous êtes parmi ceux qui ont la politesse d'arriver à l'heure, vous pouvez donc être amené à supporter un apéritif pendant quelque deux heures. C'est très long quand il n'y a que de mauvais glucides à grignoter et lorsque vous avez décidé de réserver vos écarts aux excellents vins que votre hôte fait amoureusement vieillir dans sa cave ou à la gratinée de framboises que votre hôtesse réussit généralement à merveille.

Les apéritifs qui véritablement tournent pour moi au cauchemar sont ceux organisés par les

Anglo-Saxons. On est prié d'y être à six heures et demie, et même si vous arrivez avec une heure de retard, ne comptez pas qu'on vous serve quelque chose à manger avant neuf ou dix heures.

J'ai le triste souvenir d'une soirée chez des Anglais qui venaient de s'installer dans la banlieue parisienne et où à minuit moins le quart un couple de Français se leva pour prendre congé. Quelle ne fut pas leur surprise lorsque la maîtresse de maison avec un charmant accent leur annonça : « Mais vous n'allez pas partir au moment où nous servons le dîner ? » Ils étaient arrivés scrupuleusement à sept heures en pensant que les Anglais mangeaient très tôt. Quatre heures plus tard, en n'ayant accepté de ne boire qu'un seul « drink », l'hypoglycémie aidant, ils étaient au bord du désespoir.

Si vous avez l'expérience de ce type de soirée vous avez certainement été stupéfait par la quantité d'alcool que les Anglo-Saxons sont capables d'ingurgiter à jeun. Peut-être avez-vous aussi remarqué que le souci majeur du maître des lieux est de « refaire » en permanence le niveau des verres de ses invités. En dehors du fait que cette pratique ne permet pas de mesurer ce que l'on boit, ce qui est bien la dernière de leurs préoccupations, elle conduit les Anglo-Saxons à emporter leur verre d'apéritif avec eux lorsqu'ils sont priés de passer à table. Cela peut paraître logique dans la mesure où il est forcément plein (on ne précise plus qui...).

Pour terminer, je vous livrerai un dernier commentaire en guise de mise en garde sur le comportement anglo-saxon en matière d'apéritif.

Lorsque vous arrivez au restaurant, et ceci est

particulièrement le cas aux U.S.A., le plus court chemin entre l'entrée et votre table passe obligatoirement par le bar. Ce transit en forme de purgatoire peut, selon la résistance de vos compagnons autochtones, s'éterniser et devenir pour vous presque un enfer. Cependant ne vous croyez pas pour autant sauvé lorsque la majorité du groupe décide de passer à table. Car aussitôt assis, on vous resservira un autre apéritif. Mais le dernier, celui-là.

Si je me suis attardé un peu sur l'apéritif c'est pour montrer qu'il constitue souvent un *piège*, ce qui le rendra d'autant plus difficile à gérer. Mais si j'en crois mon expérience, il y a toujours moyen de l'éviter. Il suffit de le vouloir.

En tout cas souvenez-vous bien de la règle essentielle en ce qui le concerne : manger préalablement des protéines-lipides (bâtonnets de crabe, fromage, saucisson...). Car boire à jeun est non seulement une hérésie mais aussi et surtout l'amorce d'une catastrophe métabolique.

Le vin

Dans les chapitres précédents, à plusieurs reprises, j'ai déjà évoqué le sujet, et vous avez pu comprendre que mes sympathies allaient plutôt vers le vin rouge en général et vers le Bordeaux en particulier.

C'est vrai et je vais m'en expliquer ici, mais je ne rejette pas pour autant les vins blancs ou les vins rouges autres que le Bordeaux. Une fois de plus, tout est une question de choix dans le cadre de sa gestion.

Je reconnais que le meilleur vin pour accompagner un excellent foie gras est le Sauternes. Et si vous avez la chance d'avoir dans votre assiette un foie frais exceptionnel, la meilleure façon de l'apprécier sera de boire un verre de Sauternes. Mais *la gestion c'est aussi l'art des compromis* !

Le foie, comme vous le savez maintenant, est glucido-lipidique, ce qui fait que même si cela reste symbolique, il constitue un petit écart. Le Sauternes est sucré et constitue donc de ce fait un petit écart potentiel supplémentaire. Si vous utilisez tous vos « jokers » dès le début du repas, comment allez-vous « manager » le reste ?

Mais libre à vous de décider de boire du Sauternes pour autant que vous vous limitiez au strict minimum, c'est-à-dire à la quantité nécessaire pour apprécier votre foie gras. Sachez qu'un verre de Sauternes, c'est environ deux verres de Médoc.

Puisque dans un repas normal nous pouvons boire plusieurs verres de vin sans compromettre notre équilibre glucido-lipidique, autant boire un vin dont l'incidence soit la moindre en terme d'écart. Le vin rouge et les blancs secs d'une manière générale présentent cet avantage.

Mais en recommandant en particulier le vin rouge, il y a malgré tout des nuances importantes à préciser. Dans la hiérarchie, je mettrais en première ligne les vins rouges jeunes dont le degré d'alcool se situe entre 9° et 12°. Vous trouverez dans cette catégorie les Beaujolais, Gamay, les vins de Loire tels que Chinon, Bourgueil, Anjou, Saumur-Champigny et beaucoup d'autres petits vins de pays qui se boivent jeunes tels que les vins de Savoie. Il est bien évident que plus on descend dans le Midi, plus le degré d'alcool est élevé. Mais ce n'est pas une raison pour les exclure.

Le Français en général et le Parisien en particulier ont trop tendance à considérer que le Bordeaux rouge est un vin que l'on ne doit boire qu'au bout d'un certain nombre d'années de vieillissement. C'est faux ! Et je félicite les professionnels ainsi que les responsables des revues spécialisées dans la gastronomie de promouvoir l'idée que de très nombreux Bordeaux peuvent se boire jeunes. C'est pourquoi on trouve désormais dans la plupart des très bons restaurants français un choix important d'excellents « petits Bordeaux ». Les critiques gastronomiques ne manquent d'ailleurs pas de le préciser dans leurs commentaires et ils le font avec d'autant plus de conviction que le rapport qualité-prix est toujours satisfaisant.

Cela ne veut pas dire pour autant que l'on doive bouder les grands crus qui sommeillent au fond des bonnes caves, bien au contraire. Mais sachez que les vins vieux, qu'ils soient de Bourgogne ou de Bordeaux, ne se boivent pas, ils se dégustent. Et apprenez à le faire car cela doit impérativement faire partie de votre culture de Français et d'homme d'affaires.

Il m'est malheureusement arrivé plusieurs fois de constater au cours de repas regroupant des étrangers et des Français que certains de ces derniers étaient honteusement incultes dans un domaine où de nombreux étrangers pouvaient faire preuve de connaissances impressionnantes.

J'ai pour ma part toujours remarqué que ce type de connaissance pouvait en tout cas être d'un grand secours dans le cadre des relations publiques en général et des repas d'affaires en particulier. Pour peu que la conversation ait du mal à démarrer et que vos interlocuteurs soient étrangers, je vous garantis par expérience que c'est un sujet de conversation qui est autrement plus sympathique que de parler de la pluie et du beau temps ou même du cours du dollar.

J'ai eu un patron américain qui était le président d'un club d'œnologie à Chicago. Je puis vous assurer que les bonnes relations que j'ai pu entretenir avec lui alors qu'il était pour tout le monde un « boss » impossible, n'ont tenu qu'au fait qu'à chaque fois que nous nous rencontrions c'était apparemment pour lui une occasion supplémentaire de compléter ses connaissances dans ce qui était devenu pour lui une véritable passion.

J'avoue qu'il m'a beaucoup aidé à développer ma culture œnologique en me forçant toujours à me montrer à la hauteur. Pour en revenir aux recommandations concernant le vin, je pense qu'en Phase II, on peut boire trois ou quatre verres de vin rouge ou de blanc sec sans compromettre pour autant l'équilibre général de notre nouveau mode d'alimentation. A titre d'exemple voici un repas parfaitement bien équilibré :

— *Saumon frais mariné,*
— *Loup grillé au fenouil avec ratatouille,*
— *Salade,*
— *Framboises,*
— *Café décaféiné.*

Trois à quatre verres de vin sur ce repas ne vous feront absolument pas grossir à condition de ne commencer à boire qu'après la fin de l'entrée, c'est-à-dire en ayant toujours soin d'avoir ingéré préalablement une quantité suffisante de nourriture pour neutraliser en quelque sorte l'effet de l'alcool. Et contrairement à ce que vous pourriez craindre, le vin n'aura pas pour effet secondaire de vous endormir dans l'après-midi.

Si vous avez une réunion après le repas vous pourrez constater que ce sont ceux qui auront mangé des mauvais glucides, et notamment du pain blanc, et qui paradoxalement n'auront peut-être bu que de l'eau, qui auront une forte tendance à somnoler. Si c'est une réunion de négociation vous pourrez tirer avantage de cette situation.

Il est bien évident que si vous ne buviez pas de vin du tout ce serait encore mieux. Mais l'objet de ce livre est de vous montrer qu'en respectant certaines règles fondamentales, vous pouvez vous permettre de continuer à satisfaire, et vos obligations socioprofessionnelles, et votre plaisir personnel.

Je vous ai déjà précisé qu'il m'apparaissait comme un principe important de ne pas boire à jeun. C'est en effet une pratique que je vous encourage à adopter.

Si vous ingérez de l'alcool à jeun, celui-ci passe aussitôt dans votre sang et est ainsi métabolisé avec les effets qui nous sont maintenant familiers : sécrétion d'insuline, stockage de l'énergie en graisses de réserve et parfois étourdissement lorsque l'on a peu l'expérience de l'alcool.

Si l'alcool rencontre des aliments dans l'estomac, il y aura combinaison entre les deux et la métabolisation de l'alcool sera ralentie. Plus celle-ci sera lente, moins elle déclenchera les effets secondaires négatifs évoqués précédemment.

On peut donc en déduire que l'on a tout intérêt à *commencer à boire le plus tard possible, quitte à se rattraper en fin de repas*.

Je vous recommande d'autre part de ne *jamais* boire d'eau au cours des repas. Cela peut vous paraître étrange, mais laissez-moi vous donner les raisons de cette affirmation.

Lorsque vous buvez du vin alors que votre estomac est déjà rempli, nous avons bien compris que la métabolisation du vin est retardée, puisque l'alcool est d'abord absorbé par les aliments. Il sera donc digéré avec eux. Et si ces aliments sont des protides ou des lipides (viande, poisson), qui par définition ont une digestion très lente, la métabolisation de l'alcool en sera d'autant plus retardée. Et l'on sait que plus elle est retardée, moins le vin a d'effet « grossissant ».

Si vous buvez de l'eau en alternance avec votre vin, vous ne ferez que diluer l'alcool dans l'eau, et ce mélange, au lieu de se combiner avec les autres aliments, sera, du fait de la saturation, rapidement métabolisé et passera dans votre sang comme si vous aviez été à jeun.

Tout le monde vous recommandera de boire beaucoup d'eau car cela permet d'éliminer les déchets. C'est vrai, mais c'est en revanche une hérésie de boire de l'eau à table, sauf si l'on en boit modérément. D'abord parce que c'est mauvais pour la digestion, les sucs gastriques étant trop dilués, mais aussi parce que c'est le meilleur moyen de métaboliser immédiatement l'alcool si vous en avez bu.

Prenez donc l'habitude de boire peu en mangeant et surtout de ne pas boire d'eau lorsque vous buvez du vin. Mais buvez de l'eau entre les repas.

Les digestifs

Comme vous avez bien compris que l'alcool était d'autant *mieux* métabolisé qu'il était pris en fin de repas, vous vous attendez peut-être à ce que je vous annonce que prendre un digestif en fin de repas est encore plus inoffensif qu'un verre d'eau de Vichy. Je risque donc de vous décevoir.

Le « petit verre » pris en fin de repas peut pourtant aider à la digestion. D'où le nom de digestif. Car l'alcool aurait la propriété de dissoudre les graisses. Si votre repas a été riche en lipides, l'alcool peut donc aider le processus digestif.

Ma grand-mère (bordelaise d'origine) qui s'est éteinte tout doucement à l'âge de 102 ans n'avait jamais terminé un repas (de mémoire de ceux qui l'avaient connue depuis sa tendre jeunesse) sans prendre un verre d'une célèbre liqueur. Elle n'avait d'ailleurs jamais bu à table autre chose que du Bordeaux. Je ne l'ai personnellement jamais vue boire un verre d'eau au cours d'un repas.

Mon autre grand-mère (originaire du Gers, la région de l'Armagnac) est morte beaucoup plus jeune à l'âge de 99 ans. Elle buvait aussi sa petite goutte après les repas, mais pas toujours régulièrement.

De là à en déduire qu'elles avaient toutes les deux trouvé dans le « petit verre » le secret de leur longévité, c'est un pas que je ne prendrai pas le risque de franchir. Mais avouez qu'il y a des phénomènes troublants.

Techniquement je dirai que si le repas n'a été « arrosé » que très modérément, l'alcool pris à la fin ne peut pas avoir un effet catastrophique, surtout s'il est pris en très petite quantité.

En revanche si vous vous décidez à boire un cognac dont le verre est si gros qu'on y mettrait la tête, je répondrai d'autant moins du résultat que vous aurez déjà absorbé quatre ou cinq verres de vin au cours du repas. Un alcool bien tassé représente l'équivalent de trois ou quatre verres de vin. Faites le total, et « Bonjour les dégâts » !

Je vous laisse le soin de conclure.

Le café

En Phase II, je vous recommanderai de conserver les bonnes habitudes que vous avez prises en Phase I, à savoir de ne consommer que du café décaféiné. Dans la mesure où vous aurez supprimé les « coups de pompe » dus à l'hypoglycémie ou aux lourdeurs digestives, le besoin de caféine aura complètement disparu. Se passer de caféine est aussi salutaire que de se passer de nicotine.

Cependant, dans la mesure où vous aurez réussi à remonter considérablement votre seuil de tolérance, au-delà duquel il y a sécrétion d'insuline, l'absorption éventuelle d'un peu de caféine ne constituera pas pour autant une dangereuse menace pour votre équilibre retrouvé.

Les autres boissons

En ce qui concerne les autres boissons que nous avons analysées en Phase I, les limonades, sodas, le lait et les jus de fruits, je n'ai rien de particulier à ajouter ici. Respectez en Phase II toutes les recommandations qui vous ont préalablement été données.

Conclusion

La Phase II est à la fois la plus facile et la plus difficile à respecter. Elle est plus facile que la Phase I car elle ne comporte que très peu de restrictions et encore moins d'interdictions. Elle est en revanche plus difficile car elle implique une gestion avisée et subtile dont la permanence et la rigueur sont les principales caractéristiques. Soyez donc vigilant et toujours sur vos gardes, car il va falloir éviter les risques.

Le premier risque à éviter, c'est *l'erreur de gestion*. L'erreur de gestion consiste à « manager » son alimentation en ne tenant compte que d'un seul facteur à la fois. Exemple : vous buvez un whisky avant le repas, et vous attendez ensuite le plat principal pour commencer l'un des quatre verres de vin que vous vous êtes alloués. Si vous avez bien retenu que l'action de l'alcool est moindre lorsque l'estomac est plein, n'attendez pas un effet spectaculaire de cette pratique si préalablement vous avez pris un apéritif à jeun.

Je vous ai fait, en fin de chapitre, le résumé des règles de la Phase II. Connaissez-les toutes parfaitement pour pouvoir les appliquer en harmonie.

Mais le risque le plus dangereux c'est de gérer votre alimentation par des alternances de « laisser-aller total » avec retour sévère en Phase I pour « sauver les meubles ». Si vous vous laissez aller à pratiquer cette méthode, je ne vous donne pas trois mois pour tout abandonner et revenir stupidement à la case départ en ce qui concerne les kilos et la fatigue.

L'objectif que vous devez vous fixer, et c'est le but de la méthode, est d'arriver à une stabilisation. Et vous n'y parviendrez qu'en réalisant une bonne gestion en Phase II, qui doit durer toute la vie. Et cette Phase II, si elle est encore un peu contraignante au début, sera tous les jours un peu plus facile à mettre en œuvre. Car au fur et à mesure de sa pratique, la gestion de l'alimentation deviendra pour vous une gestion intégrée relevant de l'habitude et du réflexe. Vous serez alors parvenu à un nouveau conditionnement.

Ne vous laissez pas impressionner et décourager par votre entourage.

N'essayez pas non plus de vouloir à tout prix convaincre ceux qui n'ont aucune envie de changer leurs habitudes. J'ai personnellement fait l'erreur au début de vouloir convertir tout le monde à ma nouvelle « religion ». Occupez-vous exclusivement de vous. Gérez votre alimentation sans pour autant le faire savoir à vos compagnons de table. Même si les erreurs aberrantes qu'ils font devant vous réveillent votre réflexe de saint-bernard, ne cherchez pas à les aider s'ils ne sont pas demandeurs. En voulant les aider à leur insu, vous risquez de les rendre agressifs en leur donnant mauvaise conscience. Car bon nombre d'entre eux savent qu'ils sont dans l'erreur, mais ils savent aussi qu'ils n'ont aucune volonté pour en sortir.

Je vous ai déjà dit que la Phase II comportait une grande liberté notamment dans les choix mais aussi que cette liberté était conditionnelle.

Gardez-vous sous surveillance en permanence. Ne soyez pas prisonnier de votre poids mais mettez-vous en garde à vue à travers votre balance. Vous devez avoir une balance suffisamment sensible pour vous révéler avec précision le résultat de vos écarts. C'est par tâtonnements, en suivant toujours le cap de votre poids idéal, que vous parviendrez à rester équilibré. Si par malheur vous vous surprenez à dériver, ne changez pas de cap. Faites tout simplement la correction nécessaire pour reprendre le cap initial. Vous verrez que petit à petit vous passerez sans vous en rendre compte en pilotage automatique.

Résumé des principes de la Phase II

— *Continuer à ne pas mélanger les mauvais glucides et les lipides.* Si vous y êtes contraint, essayez de n'en manger qu'une quantité minimum, en consommant beaucoup de fibres en même temps (salade par exemple).
— *Ne jamais manger ni sucre en morceaux, ni sucre en poudre, ni confiture, ni bonbons. Conserver l'usage d'un édulcorant si cela est nécessaire.*
— *Ne pas manger de féculents.* Sinon cela doit rester *très exceptionnel* (exception pour le riz complet, les pâtes complètes et les légumes secs).
— *Continuer à ne pas manger de pain au déjeuner et au dîner.* Ne manger du pain (complet ou intégral) qu'au petit déjeuner.
— *Se méfier des sauces. Soyez certains qu'elles ne contiennent pas de farine.*
— *Remplacer chaque fois que c'est possible le beurre par de la margarine au tournesol.* Particulièrement au petit déjeuner.
— *Ne consommer que du lait écrémé.*
— *Manger plutôt du poisson* et privilégier les « bons » lipides pour prévenir les maladies cardio-vasculaires.
— *Faire très attention aux desserts.*
Ne manger que des fraises, des framboises et des mûres. Manger modérément du chocolat, des sorbets, des glaces et de la crème chantilly. Eviter si possible les pâtisseries à base de farine et de sucre, sauf si aucun autre glucide n'a été ingéré au cours du repas.
Choisir plutôt des mousses à base de fruits et d'œufs ou des crèmes peu sucrées (œufs au lait, crème anglaise).

— *Boire le moins possible en mangeant.*
— *Ne jamais boire de boissons alcoolisées à jeun.*
— *Eviter de boire des apéritifs et des digestifs.* Cela doit rester exceptionnel.
— *Boire de préférence du champagne ou du vin à l'apéritif,* mais manger préalablement des crudités, du fromage, de la charcuterie ou des bâtonnets de crabe.
— *A table, boire de préférence de l'eau* (non gazeuse) *ou du vin* (pas plus d'un demi-litre par jour).
— *Ne pas boire d'eau si l'on boit du vin.*
— *Boire de l'eau en dehors des repas* (1,5 litre par jour).
— *Attendre d'avoir suffisamment mangé pour commencer à boire du vin.*
— *Ne jamais boire de sodas, colas et limonades.*
— *Continuer à ne boire que du café décaféiné ou du café et du thé légers.*
— *Répartir harmonieusement les écarts sur plusieurs repas.*

7

L'hypoglycémie : le mal du siècle

Nous avons déjà vu que le métabolisme c'est le processus de transformation des aliments en éléments vitaux pour le corps humain. Quand on parle, par exemple, du métabolisme des lipides, on désigne par là le processus de transformation des graisses.

L'objet principal de ce livre est en réalité l'étude du métabolisme des glucides et de ses conséquences.

Nous avons vu dans les chapitres précédents que l'insuline (hormone sécrétée par le pancréas) joue un rôle déterminant dans le métabolisme des glucides. La fonction basique de l'insuline est en fait d'agir sur le glucose contenu dans le sang de manière à le faire pénétrer dans les cellules, et d'assurer la formation du glycogène musculaire et hépatique et parfois des graisses de réserve.

L'insuline chasse donc le glucose (sucre) du sang, ce qui a pour conséquence de faire baisser le taux du sucre contenu dans le sang.

Si la quantité d'insuline produite par le pancréas est trop forte et libérée trop fréquemment, si elle est en fait disproportionnée par rapport au glucose qu'elle doit aider à métaboliser, le taux du sucre contenu dans le sang va tomber à un niveau anormalement bas. On va se trouver dans ce cas en situation d'hypoglycémie.

L'hypoglycémie n'est donc pas due à une carence en sucre dans l'alimentation, mais à une sécrétion trop importante d'insuline (hyperinsulinisme), secondaire à un abus préalable de sucre.

Non seulement l'insuline est responsable de la constitution des graisses de réserve, mais aussi elle a pour effet d'empêcher l'organisme (le foie notamment) de rétablir la quantité de sucre dans le sang lorsque celle-ci est trop basse.

Si par exemple vous vous sentez tout à coup fatigué vers onze heures du matin, cela indique, dans la plupart des cas, que votre taux de sucre dans le sang est inférieur à la normale. Vous êtes en hypoglycémie.

Si vous ingérez un glucide sous la forme d'un petit gâteau sec ou d'une friandise quelconque, vous allez très rapidement le métaboliser en glucose. La présence du glucose dans le sang va faire remonter le taux de sucre, et vous allez en effet ressentir un certain bien-être. Mais la présence de glucose dans le sang va automatiquement déclencher une sécrétion d'insuline qui aura pour effet de faire disparaître ce glucose et de restituer votre hypoglycémie avec un taux de sucre encore plus bas qu'au départ. C'est en fait le phénomène qui va déclencher le cercle vicieux qui conduit immédiatement aux abus.

Un grand nombre de scientifiques expliquent d'ailleurs l'alcoolisme comme étant la conséquence d'une hypoglycémie chronique. Dès que l'alcoolique a son taux de sucre dans le sang qui baisse, il se sent mal et éprouve ainsi le besoin de boire. L'alcool se métabolisant très rapidement en glucose, le taux de sucre dans le sang augmente et le buveur ressent un immense soulagement. Malheureusement, cette impression de bien-être va très rapidement disparaître car l'insuline va s'efforcer de faire baisser le taux de sucre dans le sang encore plus bas.

Quelques minutes après avoir terminé son premier verre, l'alcoolique ressent donc un besoin plus fort encore d'en prendre un autre pour faire disparaître, malheureusement pour peu de temps, les effets insupportables de l'hypoglycémie. On comprend mieux ainsi le phénomène de manque.

Les symptômes de l'hypoglycémie sont les suivants :

— fatigue, « coup de pompe »,
— irritabilité,
— nervosité,
— agressivité,
— impatience,
— anxiété,
— bâillements, manque de concentration,
— maux de tête,
— transpiration excessive,
— mains moites,
— frilosité,
— troubles digestifs,
— insomnie,
— désordres neuropsychiatriques, dépression, etc.,
— nausées,
— difficultés à s'exprimer.

La liste n'est pas exhaustive et pourtant elle est impressionnante. Mais faire de l'hypoglycémie ne veut pas dire pour autant que l'on présente tous ces symptômes. Cela ne veut pas dire non plus que ces symptômes apparaissent d'une manière permanente. Certains, en effet, sont très éphémères et peuvent disparaître dès que l'on mange. Vous avez tous remarqué, par exemple, que certaines personnes deviennent progressivement nerveuses, instables, agressives même, au fur et à mesure que l'heure habituelle de leur repas arrive.

Parmi ces symptômes il en est un cependant plus fréquent peut-être que les autres que vous avez probablement remarqué sur vous-même et sur votre entourage, c'est la *fatigue*.

L'une des caractéristiques de notre époque est en effet la généralisation de la fatigue.

Plus ils dorment, plus ils ont des loisirs, du temps libre, des vacances, plus les gens sont fatigués. Le matin quand ils se lèvent ils sont déjà «crevés». En fin de matinée ils n'en peuvent plus. En début d'après-midi ils dorment sur leur bureau. C'est le coup de pompe d'après déjeuner. En fin d'après-midi, ils épuisent leurs dernières ressources pour rentrer chez eux. Ils s'y traînent littéralement. Le soir ils ne font rien, ils somnolent devant leur télévision. La nuit ils cherchent le sommeil. Quand ils l'ont trouvé, il est temps de se lever et un nouveau cycle recommence. Alors on accuse le manque de magnésium. Et pour lutter contre ce phénomène, on ne sait que faire sinon boire du café fort, manger des vitamines en boîte, des sels minéraux en tube, ou faire du yoga. La plupart du temps la fatigue est un problème de glycémie et de déséquilibre alimentaire.

Le taux de sucre dans le sang de nos contemporains est chroniquement, anormalement bas. Et cette situation est la conséquence directe d'une alimentation excessive en mauvais glucides. Trop de sucre, trop de boissons sucrées, trop de pain blanc, trop de pommes de terre, de pâtes et de riz qui entraînent une sécrétion excessive d'insuline.

Pendant longtemps on a pu croire que seuls les sujets qui avaient tendance à grossir facilement pouvaient être hypoglycémiques. De récentes études effectuées, notamment aux Etats-Unis ces dix dernières années, ont montré que de nombreux maigres sont eux aussi victimes de l'hypoglycémie, étant donné leur consommation excessive de sucre et de mauvais glucides. La différence avec les autres se trouve au niveau du métabolisme, les autres grossissent, eux pas. Mais, en ce qui concerne le taux de sucre dans le sang, le phénomène et ses conséquences sont les mêmes.

Ces études révèlent d'ailleurs que les femmes sont particulièrement sensibles aux variations glycémiques. Ce serait là, pense-t-on, une explication à leur changement fréquent d'humeur. Il est en tout cas prouvé que les dépressions postnatales sont la conséquence directe d'un état hypoglycémique lié à l'accouchement.

Si vous mettez sérieusement en pratique la méthode que je vous ai enseignée au chapitre précédent, vous pourrez très rapidement constater qu'en dehors de la perte de poids il y a d'autres conséquences positives. *Vous retrouverez en effet plus de joie de vivre, d'optimisme et de vitalité.* Si vous étiez insomniaque vous ne le serez plus. Si vous aviez des « coups de pompe » vous n'en aurez plus. Vous retrouverez un réel renouveau physique et mental.

Car en supprimant la consommation de sucre et

en limitant celle des mauvais glucides, ce qui par voie de conséquence supprime toute sécrétion excessive d'insuline, le taux de sucre dans le sang se stabilise à son niveau idéal. *S'il n'y a pas en effet d'apport extérieur de sucre* et si la métabolisation en glucose reste modeste, *l'organisme petit à petit retrouve ses instincts qui consistent à fabriquer lui-même le sucre dont il a besoin à partir des graisses de réserve.* C'est à cette seule condition que le maintien d'un taux optimal est assuré.

Selon les scientifiques et les médecins avec lesquels j'ai travaillé, l'hypoglycémie serait l'une des maladies les plus mal diagnostiquées. Car les symptômes sont si nombreux et variés que les médecins généralistes ne l'admettent que très rarement. L'une des raisons est, semble-t-il, une mauvaise information sur un sujet dont l'enseignement en médecine semble occuper quelques heures sur des années de programme. Il a, d'autre part, été depuis longtemps admis officiellement que l'hypoglycémie devait commencer à être diagnostiquée au-dessous de 0,45 g/l alors que le taux normal est de 0,90 g/l à 1 g/l. Selon les spécialistes actuels de cette question, il y aurait hypoglycémie avec les symptômes que l'on connaît, dès que l'on tomberait légèrement au-dessous du taux normal.

Mais le meilleur moyen de savoir si l'on est ou pas hypoglycémique, c'est de mettre en pratique les règles alimentaires énoncées dans le précédent chapitre. Moins d'une semaine après le commencement, vous constaterez avec enthousiasme l'amélioration phénoménale de votre « forme ». Vous découvrirez « cette vitalité que vous avez en vous » qui malgré la consommation assidue de l'eau minérale adéquate n'avait pu jusqu'alors entièrement s'exprimer.

8

Prévention des maladies cardio-vasculaires

Les maladies cardio-vasculaires constituent la première cause de décès dans les pays industrialisés. Mais il faut savoir que leur gravité est très variable d'un pays à l'autre en fonction des habitudes alimentaires locales.

Il est essentiel également de savoir que les maladies cardio-vasculaires peuvent avoir de multiples causes, et surtout qu'elles ne sont pas seulement la conséquence d'un taux de cholestérol critique comme on semble souvent le croire.

Les différents facteurs de risque des maladies cardio-vasculaires sont les suivants :

— l'obésité ;
— le diabète ;
— l'hypercholestérolémie ;
— l'hypertriglycéridémie ;
— l'hyperinsulinisme et l'insulinorésistance ;
— les radicaux libres ;
— l'alcool ;
— le tabagisme ;
— le stress ;
— l'excès de café ;
— le sel.

L'excès de cholestérol dans le sang

Une véritable obsession, tournant parfois à la paranoïa, s'est emparée de certains pays occidentaux et notamment des U.S.A. en ce qui concerne le cholestérol. Or, contrairement à ce que l'on a laissé entendre au grand public, le cholestérol n'est pas un intrus dans notre organisme qui en contient plus de 100 grammes. C'est au contraire une graisse indispensable à la vie dont seul l'excès est dangereux.

Le cholestérol est en effet essentiel pour le fonctionnement de la cellule dans laquelle il favorise la fluidité et la perméabilité de la membrane. C'est une substance qui se transforme dans le foie en sels biliaires (nécessaires à la digestion), dans les glandes surrénales en hormones (nécessaires à la gestion du stress) et dans la peau en vitamine D.

L'excès de cholestérol sanguin est en revanche dangereux car il risque de faire apparaître des dépôts (plaques d'athérome) qui fragilisent les parois des artères et rétrécit le calibre des vaisseaux.

Le débit sanguin est alors ralenti, créant des résistances vasculaires pouvant donner lieu à différentes affections cardio-vasculaires : angine de poitrine, accidents vasculaires cérébraux, artérite des membres inférieurs, hypertension artérielle, et à l'extrême, l'infarctus du myocarde lorsque l'encrassement du système vasculaire obstrue soudain la circulation sanguine.

Il est important de savoir que le cholestérol sanguin a deux origines : 70 % sont synthétisés par le foie, c'est-à-dire fabriqués par l'organisme, alors que 30 % seulement viennent de l'alimentation.

Autrement dit, quelqu'un peut avoir un régime alimentaire sans aucun apport extérieur en ne mangeant par exemple que des carottes à l'eau et se retrouver avec un taux de cholestérol critique pour d'autres raisons. C'est ce qui fait dire au professeur APFELBAUM que « *le cholestérol alimentaire et le cholestérol sanguin n'ont qu'un lien très faible, et chez certains, nul* ».

Précisons par ailleurs que l'absorption du cholestérol alimentaire est variable (de 30 à 80 %) et que plus l'apport extérieur est faible, plus la synthèse hépatique augmente, ce qui se traduit par la constitution de calculs de cholestérol dans la vésicule biliaire avec risque de coliques hépatiques.

Le bon et le mauvais cholestérol

Le cholestérol est véhiculé dans le sang par les lipoprotéines qui en sont en quelque sorte les transporteurs. C'est ainsi que l'on distingue les lipoprotéines de faible densité qui distribuent le cholestérol aux cellules et notamment à celles des parois artérielles qui sont victimes de ces dépôts graisseux.

Le LDL-cholestérol est pour cette raison appelé le mauvais cholestérol.

En revanche, les lipoprotéines de haute densité qui transportent le bon cholestérol (ou HDL-cholestérol) ont pour fonction de nettoyer les artères de leurs dépôts graisseux.

Les normes actuelles en matière de cholestérolémie sont les suivantes :

— le LDL-cholestérol doit être inférieur à 1,30 g/l
— le HDL-cholestérol doit être supérieur à 0,45 g/l

— le cholestérol total doit être inférieur ou égal à 2 g/l

— le rapport cholestérol total sur HDL-cholestérol doit être inférieur à 4,5.

On sait que les risques de maladies cardio-vasculaires sont deux fois plus importants si le cholestérol total passe de 1,8 à 2,2 g/l et quatre fois plus importants si le cholestérol est supérieur à 2,60 g/l. Mais le dosage du cholestérol total, comme nous l'avons vu, n'est pas suffisant pour apprécier les risques vasculaires potentiels. C'est pourquoi, 15 % des infarctus du myocarde surviennent chez des sujets ayant un cholestérol total compris entre 1,5 et 2 g/l.

Aux USA, 53 % des enfants âgés de 2 à 20 ans (contre 21 % en France) ont un cholestérol total supérieur à 2 g/l alors que la norme est de 1,60 g/l.

L'autopsie des GI's tués au Vietnam a révélé que 40 % d'entre eux avaient de graves lésions artérielles.

Une récente enquête effectuée en France a montré que 20 % des soldats du contingent avaient déjà un taux de cholestérol critique supérieur à 2 g/l.

La femme en activité génitale est protégée des risques vasculaires par ses sécrétions hormonales. Cependant, les risques d'accidents vasculaires sont multipliés par neuf si elle prend la pilule. Ils sont encore considérablement augmentés en cas de tabagisme.

En revanche, des études ont montré que la mortalité chez l'homme comme chez la femme était également augmentée avec un cholestérol trop bas (inférieur à 1,70 g/l). Le risque de cancer est notamment multiplié par trois et les morts violentes sont plus fréquentes.

Le cholestérol alimentaire

Certains aliments contiennent du cholestérol en quantité variable.

POUR 100 G D'ALIMENTS	CHOLESTÉROL EN MG
CERVELLE D'AGNEAU	2 600
100 G DE JAUNE D'ŒUF	1 500
2 ŒUFS DE 50 G	600
ROGNONS DE BŒUF	450
CAVIAR	300
CREVETTES	280
BEURRE	250

C'est pourquoi on a pensé pendant longtemps que l'apport journalier de cholestérol alimentaire ne devait pas dépasser 300 mg (recommandation de l'OMS). En fait, on a démontré depuis qu'un apport alimentaire supplémentaire de 1 000 mg par jour n'entraînait qu'une augmentation de 5 % environ de cholestérolémie.

Il a notamment été prouvé que la consommation de 27 œufs par semaine ne modifiait pas le taux de cholestérol sanguin, ce qui peut d'ailleurs être dû à la richesse de l'œuf en lécithine. Seule la réduction de la consommation de graisses saturées contenues dans l'alimentation peut avoir un effet réel sur le taux de cholestérol.

Nous avons vu dans le chapitre 2 que les graisses devaient être classées en trois catégories :

Les graisses saturées

On les trouve dans la viande, les charcuteries, les volailles, le lait, le beurre, les laitages et le fromage, mais aussi dans l'huile de palme.

Ces graisses augmentent indirectement le taux de cholestérol total et surtout le LDL-cholestérol. Notons cependant que seule la peau des volailles contient une quantité importante de graisses saturées. Il est donc préférable d'en privilégier la consommation (sans la peau) au détriment de la viande. Quant au fromage, bien que contenant des acides gras saturés, il ne serait peut-être pas aussi nocif que le beurre ou le lait entier. Le professeur J.M. BOURRE souligne que des études ont montré que les acides gras saturés du fromage formeraient des sels insolubles avec le calcium, gênant ainsi leur absorption intestinale.

Les acides gras monoinsaturés

Ils ont pour caractéristique de faire baisser le cholestérol. Leur chef de file est l'acide oléique que l'on trouve notamment dans l'huile d'olive. On peut dire d'ailleurs que l'huile d'olive est le champion toutes catégories des graisses qui ont une action bénéfique sur le cholestérol. Elle est en effet la seule qui réussisse à faire baisser le mauvais cholestérol (LDL) et à faire augmenter le bon (HDL).

Les acides gras polyinsaturés

Ce sont essentiellement les acides gras contenus dans les graisses de poisson. On a longtemps pensé que les esquimaux, qui consomment beaucoup de graisses de poisson, ne connaissaient pas les maladies cardio-vasculaires pour des raisons génétiques. On s'est par la suite rendu compte que c'était précisément la nature de leur nourriture qui constituait le meilleur facteur de prévention.

La consommation de graisses de poisson entraîne en effet une petite baisse du LDL-cholestérol et des triglycérides. Mais elle rend surtout le sang plus fluide d'où un moindre risque de thrombose. Leur consommation sous forme de gélules est cependant beaucoup moins efficace. A forte dose, elles peuvent même être dangereuses en favorisant les hémorragies cérébrales.

On comprend désormais que, contrairement à ce que l'on a cru pendant longtemps, plus le poisson est gras, plus il a une action bénéfique dans la prévention des maladies cardio-vasculaires. Il faut donc encourager la consommation de saumon, de thon, de maquereau, de sardine, d'anchois et de hareng.

Il existe aussi des acides gras polyinsaturés d'origine végétale. Ce sont les huiles de maïs, de colza, de tournesol et de germes de blé. Ils font baisser le cholestérol total, le LDL-cholestérol et légèrement le HDL-cholestérol. Ce sont eux qui apportent les acides gras essentiels (acide linoléique, acide alpha-linolénique) et la vitamine E.

L'hypertriglycéridémie

Au-delà de 1,50 g/l l'excès de triglycérides dans le sang peut aussi être un facteur de lésion vasculaire. Il peut être lié à l'abus de boissons alcoolisées, ou encore être consécutif à une consommation excessive de mauvais glucides (sucre, pain blanc, maïs, pomme de terre, sodas) comme c'est généralement le cas dans les pays industrialisés.

L'hyperinsulinisme et l'insulinorésistance

Comme nous l'avons vu dans les chapitres précédents, l'alimentation hyperglycémiante de nos contemporains (trop de sucre, trop de farines blanches, trop de maïs, trop de pommes de terre...) a pour conséquence une trop forte sollicitation du pancréas. Cela se traduit dans un premier temps par un hyperinsulinisme (mauvaise tolérance au glucose), puis une insulinorésistance avec parfois apparition d'un diabète gras, associé le plus souvent à l'obésité.

Or, nous savons que l'insulinorésistance est hautement pathogène pour les artères. L'augmentation de l'agrégation des plaquettes sanguines rend le sang moins fluide et donc plus susceptible de former un caillot qui peut boucher une artère.

Les parois artérielles deviennent par ailleurs moins souples, ce qui les conduit plus volontiers à capter le LDL-cholestérol, formant ainsi des plaques d'athérome.

On comprend ainsi que tout traitement de l'hypercholestérolémie auquel n'aurait pas été associée une modification des habitudes alimentaires (suppression des glucides à index glycémique élevé) serait totalement illusoire.

On réalise aussi que les mauvaises habitudes alimentaires contemporaines, et particulièrement celles en vigueur aux Etats-Unis, sont non seulement à l'origine de l'obésité, mais aussi des maladies cardio-vasculaires et qu'il est erroné et dangereux de désigner les seules graisses comme responsables.

Les radicaux libres

Ce sont des substances qui favorisent le vieillissement cellulaire, ils sont souvent à l'origine de cancers et peuvent par ailleurs provoquer l'apparition de lésions vasculaires. Ils sont la conséquence d'une alimentation carencée en sélénium (céréales brutes, poissons...), en vitamine E (huile de tournesol, huile de germes de blé, noix, noisette, poissons gras...), en bêta-carotène (fruits et légumes) et en vitamine C (fruits et légumes frais). Les radicaux libres mobilisent le LDL-cholestérol en favorisant leur accumulation dans les artères.

L'alcool

L'excès d'alcool agit négativement sur le système cardio-vasculaire et favorise l'hypertension artérielle. Il a été en revanche démontré qu'une faible consommation d'alcool (10 à 35 g par jour, soit l'équivalent de un à trois verres de vin) pouvait avoir un effet bénéfique sur le métabolisme des lipides, en augmentant notamment le taux du bon cholestérol (HDL-cholestérol).

Le professeur MASQUELIER a par ailleurs démontré que les vins riches en tanins (comme les vins rouges) contiennent de la procyanidine, qui a pour effet de faire baisser le cholestérol. De nombreuses études ont d'ailleurs souligné que la population des pays où l'on buvait régulièrement du vin comme la France, l'Espagne, l'Italie et la Grèce avaient un taux de maladies cardio-vasculaires beaucoup plus bas qu'ailleurs.

Le tabac

On a pu démontrer que le tabac est en cause dans 25 % des maladies cardio-vasculaires. Il a pour effet de faire baisser le bon cholestérol (HDL-cholestérol). Continuer à fumer quand on souffre de troubles cardio-vasculaires est donc un véritable suicide.

Le stress

Le stress de la vie moderne a pour effet de faire baisser le bon cholestérol (HDL). Il est donc important pour y faire face, sans préjudice pour notre système cardio-vasculaire, d'apprendre à se relaxer.

Le café

Bien que les propos restent contradictoires à son sujet, des études ont démontré que le café, qu'il soit normal ou décaféiné, augmente le taux de cholestérol de 5 à 10 % au-delà de six tasses par jour.

Le sel

L'organisme a besoin de 3 à 4 g de sel par jour. Une alimentation variée devrait être suffisante pour nous garantir cet apport en sodium. Le fait d'en rajouter systématiquement sans même avoir goûté les plats conduit nos contemporains à en consommer 10 à 14 g par jour.

On a pendant longtemps pensé que l'excès de sel contribuait à favoriser l'hypertension artérielle. Nous savons aujourd'hui que cela n'est vrai que pour une partie de la population. Il y a en effet des seuils de sensibilité variables d'un individu à l'autre : 40 % des sujets souffrant d'hypertension obtiendraient une amélioration en suivant un régime hyposodé (moins de 4 g par jour).

On s'est aperçu, en revanche, qu'un régime très pauvre en sel (inférieur à 1 g par jour) peut favoriser l'augmentation du cholestérol (+ 11 %) et du LDL-cholestérol (+ 18 %), ce qui contribuera donc à augmenter le risque cardio-vasculaire.

Des risques inégaux selon les pays

On serait tenté de croire que tous les pays occidentaux où le pouvoir d'achat est élevé sont logés à la même enseigne en ce qui concerne le risque de maladies cardio-vasculaires. Il n'en est rien car il existe en réalité des différences considérables d'un pays à l'autre, liées sans aucun doute aux habitudes alimentaires locales.

Dans le tableau ci-après, on remarque en effet que les Français sont parmi les meilleurs, juste avant les Japonais.

Avec l'optique réductionniste qu'on généralement les Américains en ce qui concerne le cholestérol et la pseudo-responsabilité des graisses, cette situation peut en effet paraître paradoxale. Or, ce sont précisément les bonnes habitudes alimen-

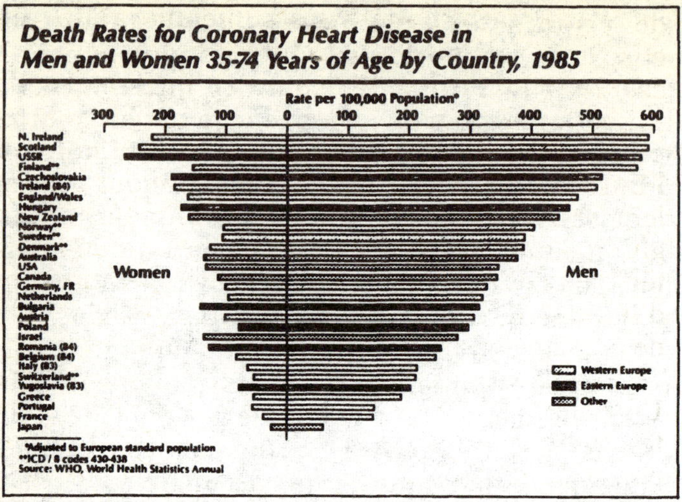

taires des Français qui expliquent cette performance.

Quand on fait l'analyse de l'alimentation d'un pays comme l'Irlande (parmi le plus mauvais score) comparée à celle de la France, on réalise que ce n'est pas la quantité de graisse qui fait la différence mais leur nature et le déficit en fibres et en vitamine C.

Les Irlandais mangent peu de légumes verts, beaucoup de pommes de terre, font la cuisine au beurre et boivent de la bière (riche en maltose dont l'index glycémique est de 110). Les Français consomment plus de légumes verts et de fruits frais, font la cuisine à l'huile (le plus souvent d'olive) et boivent du vin.

Les pays qui ont le taux de maladies cardio-vasculaires le plus bas sont en effet tous ceux qui consomment beaucoup d'huile d'olive, de fruits, de légumes, de légumineuses (lentilles, haricots) et surtout qui boivent du vin. C'est notamment le cas de tous les pays du pourtour méditerranéen.

Les populations qui en revanche ont les taux les plus mauvais sont celles des pays du nord de l'Europe et les pays anglo-saxons. Ce sont généralement de gros consommateurs d'aliments hyperglycémiants (sucre, farines blanches, pommes de terre) et des buveurs de bière. Leur consommation d'huile d'olive et de vin est presque nulle et celle de légumes verts et de fruits est réduite.

Les diverses campagnes entreprises aux Etats-Unis entre 1962 et 1980 par les différentes autorités sanitaires du pays ont permis une très importante amélioration de la situation puisque le taux des accidents cardio-vasculaires a été diminué de 40 %. On peut cependant déplorer que les discours réductionnistes, limitant la responsabilité des maladies cardio-vasculaires au cholestérol et la responsabilité du cholestérol aux graisses, ne débouchent à terme sur de graves carences en acides gras essentiels et en vitamines A et E, sans pour autant régler définitivement le problème de fond.

L'attitude obsessionnelle, voire paranoïaque, à l'égard du cholestérol aux USA (dont la France est malheureusement en train de s'inspirer), associée aux prouesses techniques de l'industrie alimentaire qui s'obstine à supprimer toutes graisses de l'alimentation, pourrait bien faire prendre conscience un jour au peuple américain qu'une fois de plus tout excès est condamnable.

Si les Français n'ont pas ou peu de cholestérol en mangeant du foie gras, du fromage, de l'huile d'olive et en buvant du vin rouge, il serait peut-être plus salutaire de se demander pourquoi l'on s'obstine à supprimer de l'alimentation toutes les bonnes choses que le Créateur dans sa grande générosité a bien voulu nous donner.

Conclusion

On peut ainsi se rendre compte que, contrairement aux idées reçues, le problème des maladies cardio-vasculaires en général et du cholestérol en particulier, n'est pas tout à fait celui que l'on croit. Ne désigner comme responsable que les graisses de notre alimentation est non seulement erroné, mais aussi dangereux. C'est une vue réductionniste des choses qui ne peut conduire le patient qu'à déséquilibrer un peu plus encore son alimentation, sans pour autant constituer une solution efficace.

Vouloir faire croire, comme le prétendent de nombreuses campagnes anticholestérol et comme le précisent certaines publicités, que le problème peut être réglé par la seule suppression des graisses est totalement abusif.

Ce qu'il faut retenir en résumé de ce chapitre, c'est que :

— le cholestérol n'est pas seul responsable des maladies cardio-vasculaires. Il existe d'autres facteurs comme l'hypertriglycéridémie, l'insulinorésistance, le diabète, l'obésité, les radicaux libres, l'alcool, le tabagisme et le stress ;

— le cholestérol alimentaire ne représente que 30 % du cholestérol total, 70 % sont fabriqués par le foie, indépendamment de l'alimentation ;

— le cholestérol contenu dans les aliments

n'est pas totalement assimilé par l'organisme (ce qui est le cas des œufs) ;

— ce sont les graisses saturées de l'alimentation qui sont véritablement responsables du cholestérol et c'est donc sur elles qu'il faut agir ;

— il y a en revanche certaines graisses qui font baisser le cholestérol, ce sont les graisses monoinsaturées (huile d'olive) ou polyinsaturées, comme celles du poisson ou des huiles de céréales (tournesol, colza, germes de blé, maïs...).

La meilleure manière de faire baisser son taux de cholestérol, c'est donc :

— de changer ses habitudes alimentaires :

* en diminuant sérieusement la consommation de graisses saturées (viandes, charcuteries, beurre, laitages entiers) ;
* en supprimant la consommation de glucides hyperglycémiants : sucre, farines blanches, maïs et dérivés du maïs, pommes de terre (dont l'index glycémique est supérieur à 50) ;
* en consommant des graisses monoinsaturées (huile d'olive) et polyinsaturées (graisses de poisson, huiles de céréales) ;
* en consommant plus de céréales complètes et notamment du pain intégral ;
* en consommant plus de légumineuses (lentilles, haricots...) ;
* en consommant plus de poisson (minimum 300 g par semaine) ;
* en consommant des fibres (fruits, légumes, légumineuses) ;
* en assurant un apport suffisant de vitamines A, E, C et en sélénium ;
* en n'abusant pas du café ;

* en ne buvant plus de bière ni de sodas sucrés ;
* en cessant de fumer ;
* en buvant éventuellement un peu de vin rouge (maximum 0,5 litre par jour) ;
* en contrôlant son stress par l'apprentissage d'une technique de relaxation.

9

La digestion

Peut-être seriez-vous tenté d'occulter la lecture de ce chapitre en pensant que l'essentiel de ce que vous vouliez savoir en lisant ce livre a été couvert dans les pages précédentes.

Si telle était votre intention, laissez-moi vous en dissuader car vous risqueriez de vous priver d'une information extrêmement intéressante.

Non seulement vous allez enfin découvrir les raisons pour lesquelles vous avez pu rencontrer certains problèmes gastro-intestinaux, mais aussi et surtout, vous saurez désormais comment à l'avenir les éviter.

C'est vrai que la digestion est un sujet technique, ce qui peut *a priori* rebuter. Pour ma part, je m'en tiendrai volontairement à une présentation simplifiée mais en respectant l'essentiel de ce que l'on doit savoir pour comprendre parfaitement les mécanismes de la digestion.

Aspect technique de la digestion

La digestion est le processus physiologique qui conduit à la métabolisation des aliments. Elle comporte un aspect physique ou mécanique et surtout, puisque c'est ce qui nous intéresse ici, un aspect chimique. On distingue quatre étapes principales dans la digestion :

1. la bouche,
2. l'estomac,
3. l'intestin grêle,
4. le gros intestin (côlon).

1. La bouche

• *Rôle mécanique :*

— mastication,
— déglutition.

• *Rôle chimique :*

— sécrétion salivaire.

La salive contient une enzyme[1] très important appelé *ptyaline,* dont la propriété est de transformer l'amidon en *maltose,* c'est-à-dire en sucre complexe dont la digestion se prolongera jusque dans l'intestin.

En réalité il ne se passe pas grand-chose dans la bouche sinon la formation du bol alimentaire. Seul l'amidon y commence son processus de transformation sous l'effet de la ptyaline. D'où l'importance d'une mastication suffisante et d'un bon état de la dentition.

1. Une enzyme est un catalyseur. On sait que de nombreuses substances ne se mélangent pas entre elles. Il faut pour cela utiliser une troisième substance dont la seule présence déclenche la combinaison ou la réaction. C'est cette troisième substance que l'on appelle catalyseur.

2. L'estomac

• *Le rôle mécanique* est comme pour l'intestin purement péristaltique. C'est-à-dire que l'estomac est, au moment de la digestion, animé de contractions musculaires dont la finalité est l'évacuation de son contenu dans les intestins.

• Le *rôle chimique :*

L'estomac va d'abord sécréter des sucs digestifs (acide chlorhydrique, mucine) pour créer un milieu acide et permettre ainsi à la *pepsine* (l'enzyme diastase de l'estomac) de jouer son rôle.

La pepsine va s'attaquer aux protéines (viandes) et commencer leur transformation.

Les lipides (graisses) font l'objet d'un début de digestion qui se poursuivra dans l'intestin.

3. L'intestin grêle

• *Action mécanique :* péristaltique.

• *Action chimique :*

L'amidon devenu maltose se transforme grâce aux enzymes de sécrétion pancréatique en glucose (sucre simple).

Le sucre du lait, lactose, se transforme aussi en glucose et en galactose.

Les lipides sont transformés en acide gras.

Les protéines sont transformées en acides aminés.

Si tout s'est parfaitement bien passé au niveau de l'intestin grêle, les substances nutritives transformées vont pouvoir être directement assimilées par l'organisme.

Le glucose (ex-glucides), les acides aminés (exprotéines) et les acides gras (ex-lipides) vont être assimilés dans le sang.

4. Gros intestin (ou côlon + rectum)

- *Action mécanique:* péristaltique.
- *Action chimique:*

Les bactéries contenues dans le gros intestin ont essentiellement pour mission d'agir par *fermentation* sur les restes d'amidon et de cellulose et par *putréfaction* sur les résidus protéiques. Il y a, à ce stade, absorption d'éléments assimilables et constitution des matières fécales avec production éventuelle de gaz.

Les mélanges alimentaires

Lorsque l'homme des cavernes partait à la chasse, il se nourrissait durant la journée des fruits sauvages qu'il récoltait en chemin. De retour chez lui, il consommait la viande du gibier qu'il avait tué. Pendant les périodes difficiles, ou en cas de pénurie de viande, il subsistait en mangeant certaines racines. Si l'on observe la manière avec laquelle se nourrissent les animaux en liberté dans la nature, on peut remarquer qu'eux aussi ne mélangent jamais les différents aliments qu'ils consomment. Les oiseaux, par exemple, mangent les vers et les insectes à un moment de la journée et les graines à un autre moment. L'homme est le seul être vivant à consommer ses aliments après les avoir mélangés. C'est semble-t-il une des raisons essentielles pour lesquelles il présente aussi souvent des troubles intestinaux.

Ces troubles intestinaux dus à une digestion constamment perturbée sont d'ailleurs très souvent à l'origine d'un grand nombre de maladies, sans que l'on puisse pour autant en établir toujours clairement le lien de cause à effet.

Je me garderai bien de faire ici une analyse détaillée de toutes les combinaisons alimentaires possibles, et de montrer dans chaque cas de figure leurs conséquences éventuelles. Ce n'est pas l'objet de ce livre et je laisse le soin à de meilleurs spécialistes en physiologie que moi de le faire.

Je me contenterai simplement de vous donner une idée générale du phénomène pour vous permettre tout simplement de mieux comprendre certains effets secondaires *positifs* que vous constaterez après avoir mis en application la méthode de gestion alimentaire contenue dans ce livre.

Vous vous souvenez certainement (voir chapitre 6) de l'une de mes recommandations : « Les fruits d'une manière générale ne doivent pas être combinés avec autre chose. »

Les fruits en effet lorsqu'ils sont pris en association avec d'autres aliments perturbent la digestion de l'ensemble et perdent du même coup la plupart des propriétés bénéfiques (vitamines, etc.) pour lesquels ils ont été ingérés.

Mais pour que cela ne reste pas une affirmation gratuite de ma part, et puisque vous connaissez maintenant l'essentiel du processus de la digestion, laissez-moi vous en expliquer les raisons.

Combinaisons fruit-amidon

Le fruit qui contient du fructose (monosaccharide ou sucre simple) séjourne très peu dans l'estomac car il est digéré presque entièrement dans l'intestin grêle.

En revanche, l'amidon (farine, féculents, etc.) commence son métabolisme dans la bouche où grâce à l'action de la ptyaline, l'enzyme de la salive, il se transforme en maltose. Il séjourne ensuite quelque temps dans l'estomac pour être ensuite complètement « digéré » dans l'intestin grêle. On sait, en effet, que grâce à la maltase (enzyme de sécrétion pancréatique) le maltose est transformé en glucose directement assimilable par le sang.

Si l'on mange le fruit en même temps que l'amidon, il se produit le phénomène suivant :

L'acidité du fruit va détruire la ptyaline qui de ce fait ne pourra jouer son rôle de catalyseur pour l'amidon. Au lieu de passer directement dans l'intestin, le fruit va séjourner avec l'amidon dans l'estomac. La chaleur et l'humidité de l'estomac aidant, le fruit qui contient un sucre simple va se mettre à fermenter. Cette fermentation du fruit va se poursuivre dans l'intestin, entraînant avec elle celle de l'amidon qui, malgré l'action de l'amylase (autre enzyme de sécrétion pancréatique), ne se

Note : Boire du lait en mangeant est une erreur très importante du point de vue digestif. En effet, lorsque le lait pénètre dans l'estomac, il se coagule en grumeaux. Ces grumeaux vont essayer ensuite d'enrober les parcelles d'aliments qui se trouvent déjà dans l'estomac, formant une enveloppe protectrice qui va les isoler des sucs gastriques, compromettant ainsi leur digestion. Boire du lait en mangeant est ainsi l'assurance de troubles digestifs même pour les enfants.

transformera que très imparfaitement en glucose. L'amidon non transformé va se mettre à son tour à fermenter jusque dans le côlon.

Conséquences de tout cela :

— ballonnement,
— production de gaz,
— irritation intestinale,
— détériorations des vitamines du fruit,
— risque de constipation, etc.

Combinaison fruit-protéines (viande)

La première phase de la digestion des protéines se fait dans l'estomac, grâce au rôle actif d'une enzyme diastase, appelé la *pepsine*, qui se développe du fait du milieu acide créé par les sucs gastriques.

On serait en droit de penser que si la pepsine ne se développe qu'en milieu acide, l'ingestion de fruits acides, eux aussi, devrait pouvoir se faire harmonieusement avec les protéines. Eh bien ! il n'en est rien. Car dès l'instant où l'acidité, du fait du fruit, se développe dans la bouche, cela provoque une perturbation des conditions d'élaboration de la pepsine dont la sécrétion est stoppée.

En conséquence, si l'on combine l'ingestion de fruit et de protéines, le fruit (comme dans le premier exemple) va se trouver immobilisé dans l'estomac où il va se mettre à fermenter (pendant plus longtemps encore qu'avec l'amidon). La digestion des protéines est perturbée dans l'estomac, et du fait de cette insuffisance de métabolisation, elles feront l'objet, dans le gros intestin, d'une putréfaction anormale, dont les résidus toxiques devront être éliminés par l'organisme.

L'une des règles de base de la méthode alimentaire exposée dans ce livre (avec pour objectif de perdre du poids ou de ne pas en reprendre) est d'éviter de manger des glucides (amidon) avec de la viande (protéines/lipides).

Amidon-protéine

Lorsque l'on combine de l'amidon (glucide) et des protéines pour les ingérer ensemble (ce qui est le cas des sandwiches au jambon), il se produit les réactions suivantes :

La ptyaline nécessaire à la digestion de l'amidon est neutralisée par le milieu acide développé pour la production de pepsine nécessaire à la digestion des protéines. Inversement la production de pepsine est très sérieusement perturbée par le milieu alcalin développé par la ptyaline. L'action négative est donc réciproque.

Et les conséquences digestives sont semblables à celles déjà évoquées :

— Fermentation de l'amidon dans l'estomac et les intestins avec ballonnements.

— Métabolisation insuffisante des protéines qui entraîne la production de résidus non digérés.

— Putréfaction de ces déchets dans le gros intestin.

— Emission de toxines dans le sang.

Il est bien évident que selon les individus les symptômes d'une digestion perturbée seront plus ou moins évidents. Les troubles du métabolisme et les problèmes gastro-intestinaux ne se révèlent chez certains qu'à l'âge adulte, alors qu'ils ont pu commencer très tôt.

Encore une fois, l'objet de ce livre n'est pas de

développer cet aspect de l'alimentation, mais sachez, malgré tout, que de nombreuses maladies ont pour origine l'indigestion provoquée par de *mauvaises combinaisons alimentaires*.

Ne cherchez donc plus désespérément l'explication de :

— la mauvaise haleine,
— les langues chargées,
— les aigreurs d'estomac,
— les prétendues maladies de foie,
— les colites,
— la constipation,
— les selles nauséabondes,
— les lourdeurs d'estomac,
— les ballonnements,
— les ventres gonflés (très fréquents chez les femmes),
— la séborrhée,
— la transpiration anormale ou forte,
— les hémorroïdes,
— les migraines,
— la bouche pâteuse, etc.

J'ai personnellement souffert de troubles gastro-intestinaux pendant plusieurs dizaines d'années. J'ai vu pour cela les plus grands spécialistes de notre pays. A chaque fois je suis sorti de leur cabinet avec une liste impressionnante de médicaments qui non seulement n'apportaient aucune amélioration, mais dont certains provoquaient même chez moi des effets secondaires pires que le mal dont je souffrais.

Mes interlocuteurs, avec lesquels j'avais souvent dû prendre rendez-vous plusieurs mois à l'avance, avaient beaucoup de mal à contenir leur embarras lorsque je leur expliquais que je perdais mes cheveux depuis l'âge de dix-huit ans, alors qu'il n'y avait pas de chauve dans ma famille, et surtout que je me mettais à transpirer abondamment de la tête dès que je commençais à boire ou à manger.

J'ai finalement renoncé un jour à trouver la solution tant mon problème était énigmatique pour ces messieurs de la Faculté. Avec un peu de volonté on s'habitue à tout.

Et puis, comme par enchantement tous ces symptômes ont, il y a quelques années, subitement disparu. Vous savez pourquoi.

Ce n'est qu'un peu plus tard, lorsque j'entrepris l'étude approfondie de la nutrition, qu'à ma grande surprise je pus faire le lien de cause à effet entre les nouvelles règles alimentaires que j'avais adoptées et la *disparition totale* des maux dont je souffrais.

D'autre part, depuis ma plus tendre enfance, je souffrais d'angines chroniques. Le moindre courant d'air, la plus petite différence de température se soldait invariablement pour moi par une angine. Il ne se passait pas un mois de l'année sans que ma gorge ne me fasse souffrir.

Etant quasiment allergique à la pénicilline, j'avais obligatoirement recours à des médecines moins efficaces et particulièrement aux remèdes de bonnes femmes.

Je devais avoir dix ou onze ans, lorsque, par une magnifique journée d'été, alors que j'étais au fond de mon lit, un vieux médecin de campagne me dit en mettant ses gros doigts dans ma bouche : « Le meilleur traitement pour l'angine, c'est de manger du camembert bien fait et de se gargariser abondamment la gorge au vieux bordeaux. »

Cela n'était pas tombé dans l'oreille d'un sourd.

Et mes amis étudiants se souviennent très certainement que quelques années plus tard, je ne me déplaçais que très rarement sans mon fromage et ma bouteille de vin rouge. C'était en effet une médecine particulièrement efficace [1]. Et, bien que la Sécurité sociale n'intervînt pas dans le remboursement, le plaisir du traitement était, somme toute, une acceptable compensation.

Très peu de temps après avoir commencé sérieusement à suivre les principes alimentaires qui font l'objet de ce livre, mon entourage me fit remarquer « qu'il y avait longtemps que je n'avais pas eu d'angine ». Il était trop tôt encore pour y voir un lien de cause à effet.

Mais après quelques années c'était devenu pour moi une évidence car mon angine chronique avait complètement disparu, ce qui ne veut pas dire pour autant, mais vous l'aviez compris, que le camembert et le vieux bordeaux aient été remisés pour toujours dans l'armoire à pharmacie.

1. Voir chapitre 11 sur « Les bienfaits du vin ».

10

Le sucre est un poison

Le sucre est du poison ! Les dégâts qu'il fait sur l'homme du XXe siècle sont aussi importants que l'alcool et le tabac réunis. Tout le monde le sait. Tous les médecins du monde le dénoncent. Il n'est pas un colloque de pédiatres, cardiologues, psychiatres et dentistes qui ne mentionne les dangers du sucre et particulièrement les dangers d'une consommation qui augmente selon un rythme exponentiel.

Dans l'Antiquité le sucre n'existait pratiquement pas. A telle enseigne que les Grecs n'avaient même pas de mot pour le désigner.

Alexandre le Grand qui vers 325 av. J.-C. avait poussé sa conquête du monde jusque dans les plaines de l'Indus le décrivait comme « une sorte de miel que l'on trouve dans les cannes et les roseaux qui poussent au bord de l'eau ».

Pline l'Ancien au premier siècle de notre ère le mentionne aussi comme le « miel de la canne ».

Il faudra attendre l'époque de Néron pour que le mot saccharum soit créé pour désigner ce produit exotique.

C'est au VIIe siècle que la culture de la canne à sucre commence à apparaître en Perse et en

Sicile. Petit à petit les pays arabes y prennent également goût.

Un savant allemand, le docteur Rauwolf remarque dans son journal en 1573 que « les Turcs et les Maures ne sont plus les guerriers intrépides qu'ils avaient été jadis depuis qu'ils mangent du sucre ».

C'est en fait à l'occasion des Croisades que la canne à sucre est découverte par l'Occident. Les Espagnols en tenteront peu après la culture dans le sud de leur pays.

Mais c'est à partir de la conquête du Nouveau Monde et le trafic triangulaire que le commerce du sucre devient un enjeu économique. Le Portugal, l'Espagne et l'Angleterre s'enrichissent en échangeant la matière première contre des esclaves, dont le travail allait pouvoir précisément contribuer au développement de la culture de la canne à sucre. La France en 1700 avait déjà de nombreuses raffineries.

Mais c'est la défaite de Trafalgar en 1805 et le Blocus continental, qui s'installe ensuite, qui poussent Napoléon, contrairement aux recommandations des scientifiques de l'époque, à développer la production de la betterave. Celle-ci ne fut véritablement possible qu'après la découverte en 1812 du procédé d'extraction par Benjamin Delessert.

Quelques dizaines d'années plus tard il y avait déjà surproduction de sucre en France, mais sa consommation n'en avait pas pour autant été développée par rapport à ce que nous connaissons aujourd'hui.

En 1880 la consommation de sucre était par personne et par an de 8 kg[1], ce qui représente

1. En 1789, c'est-à-dire un siècle auparavant elle était encore très inférieure à 1 kg par an et par personne.

environ cinq morceaux de sucre par jour. Vingt ans plus tard, en 1900, elle a plus que doublé puisqu'on atteint 17 kg. En 1960 on est à 30 kg et en 1972 à 38 kg.

En deux siècles la consommation de sucre des Français est passée de moins d'un kilo à près de quarante.

En trois millions d'années, jamais l'homme n'a connu une transformation aussi brutale de son alimentation dans un laps de temps aussi court.

Et pourtant les Français sont loin d'être les plus mal lotis dans ce domaine. Les pays anglo-saxons connaissent en effet une situation plus dramatique encore puisque leur consommation, et particulièrement celle des Etats-Unis, tourne autour de 50 kg par habitant. D'après les statistiques les plus récentes, cette consommation de sucre est, malgré les cris d'alerte, sur une pente ascendante [1].

Mais ce qui est le plus inquiétant c'est que la proportion de « sucre caché » [2] qu'elle représente augmente beaucoup plus rapidement. En 1977 la proportion de sucre ingéré indirectement (boissons, friandises, conserves, etc.) était de 58 %. En 1985 elle est passée à 63 %.

Cela révèle en fait une situation trompeuse. Car avec l'introduction des édulcorants de synthèse et l'attitude très ferme du corps médical, la consommation directe de sucre (en morceaux ou en poudre) tend à stagner sinon diminuer.

1. Ce n'est pas le cas de la France qui ces dernières années a fait de nombreux efforts. En 1978, la consommation était passée à 37 kg par habitant. Souhaitons que cette lente décélération se confirme.

2. Le sucre caché est celui qui est rajouté aux boissons ou aux aliments vendus par le commerce.

En revanche, comme nous l'avons signalé plus haut, c'est la consommation indirecte qui est très préoccupante ; celle-ci touche particulièrement les enfants et les adolescents. Sachez par exemple qu'un verre de 15 cl de soda ou de cola représente *quatre* morceaux de sucre. Sachez, d'autre part, que le goût sucré s'identifie d'autant moins facilement que le liquide est glacé.

L'attirance pour les boissons sucrées (sodas, limonades, colas) est maintenant parfaitement intégrée dans les comportements alimentaires. Les sociétés qui les fabriquent sont de très puissants trusts multinationaux et l'impact publicitaire qu'ils ont est absolument phénoménal. Il est même effrayant de voir comment ils ont pu s'installer dans les pays sous-développés, où les besoins alimentaires primaires de la population ne sont parfois même pas assurés.

La consommation des crèmes glacées et autres « esquimaux » qui autrefois étaient exceptionnellement achetés à l'occasion d'une fête ou d'une sortie, a été en quelque sorte banalisée avec la généralisation du congélateur. L'installation de distributeurs automatiques de friandises dans tous les lieux publics représente aussi une incitation permanente à la consommation. Et l'acquisition de ces friandises est d'autant plus facile et tentante qu'elle est relativement bon marché. On peut dans un supermarché acheter aujourd'hui un sachet d'un kilo de bonbons pour quelques francs. La sollicitation du consommateur potentiel est ainsi omniprésente et permanente. Y résister relève presque de l'acte d'héroïsme.

Il est banal de dire que le sucre est responsable d'un grand nombre de maladies. Tout le monde semble le savoir mais ce n'est pas pour autant que l'on change nos comportements alimentaires et encore moins celui de nos enfants.

Le sucre est le principal responsable des maladies cardio-vasculaires. Le docteur Yudkin cite le cas des tribus Massaï et Samburu, dans l'Est africain, dont l'alimentation d'ailleurs très riche en graisse est pratiquement dépourvue de sucre. Le taux des maladies coronariennes dans ces tribus est pratiquement inexistant. En revanche les habitants de l'île de Sainte-Hélène qui consomment beaucoup de sucre et peu de graisses connaissent un taux de maladies coronariennes très élevé.

La carie dentaire, dont la consommation excessive de sucre est responsable, est à ce point répandue dans les pays occidentaux que l'OMS[1] classe les maladies bucco-dentaires au troisième rang des fléaux de santé des pays industrialisés, après les maladies cardio-vasculaires et le cancer.

Quand on associe sucre et maladie, on pense naturellement au diabète. Mais on a tort de croire que le diabète ne touche que ceux qui ont des facteurs héréditaires. Tous les diabétiques ne sont pas obèses mais c'est généralement le cas. Allez aux Etats-Unis dans un lieu public, vous serez effaré par les « monstruosités » que vous y rencontrerez. Vous aurez ainsi une idée claire de ce que seront dans vingt ans les petits Français d'aujourd'hui.

D'autre part, des études scientifiques font la démonstration que la consommation excessive de sucre est à l'origine de nombreuses maladies mentales.

1. OMS : Organisation Mondiale de la Santé.

On comprendra en tout cas facilement à la lumière des chapitres précédents que le sucre, qui est en fait un produit chimique pur, est à l'origine de l'hypoglycémie, perturbe le métabolisme d'une manière générale et provoque ainsi de nombreux troubles digestifs.

Enfin, et pour en terminer avec cette liste noire, il faut savoir que le sucre provoque un déficit en vitamine B. Cette vitamine est, en effet, nécessaire en grande quantité pour l'assimilation de tous les glucides. Le sucre, de la même façon que tous les amidons raffinés (farine blanche, riz blanc, etc.), est complètement dépourvu de vitamine B. Il va donc obliger l'organisme à aller puiser cette vitamine dans ses réserves, créant ainsi un déficit dont les conséquences sont généralement : neurasthénie, fatigue, dépression, difficulté de concentration, de mémoire et de perception. Voilà en tout cas un domaine que l'on devrait plus souvent explorer pour les enfants qui ont des difficultés scolaires.

Les édulcorants de synthèse

Je vous ai déjà recommandé de supprimer le sucre. Il est bien évident qu'on ne pourra jamais l'éviter lorsqu'il est caché, ce qui est le cas dans les desserts. Mais si vous parvenez à supprimer le sucre en poudre et en morceaux ce sera un très grand pas de fait.

De deux choses l'une, soit vous vous en passez, soit vous le remplacez par un édulcorant de synthèse.

Il y a en gros quatre types principaux d'édulcorants de synthèse. Certains ont la propriété de ne présenter aucun pouvoir énergétique. Ils ne possèdent donc aucune valeur nutritive.

1° La saccharine

C'est le plus ancien des substituts du sucre puisqu'il a été découvert en 1879. Il n'est pas du tout assimilé par l'organisme humain et a un pouvoir sucrant qui est de 350 fois supérieur à celui du saccharose du sucre. Certains présentent l'avantage d'être très stables en milieu acide et de pouvoir supporter une température moyenne. Ce fut l'édulcorant de synthèse le plus commercialisé jusqu'à l'apparition de l'aspartam.

2° Les cyclamates

Ils sont beaucoup moins connus que les précédents bien que leur découverte remonte à 1937. Ils sont synthétisés à partir du benzène et ont un pouvoir sucrant inférieur à la saccharine et sont parfois accusés d'avoir un arrière-goût.

Les cyclamates présentent cependant l'avantage d'être complètement thermostables, c'est-à-dire qu'ils résistent à de très hautes températures. Le plus utilisé est le cyclamate de sodium mais il existe aussi le cyclamate de calcium et l'acide cyclamique.

3° L'aspartam

Il a été découvert en 1965 à Chicago par James Schlatter, un chercheur des Laboratoires Searle.

L'aspartam est l'association de deux acides aminés naturels : l'acide aspartique et la phenylalanine.

L'aspartam possède un pouvoir sucrant 180 à 200 fois supérieur à celui du succharose. Il ne possède pas d'arrière-goût amer et, au cours des essais gustatifs, sa saveur a été considérée comme pure.

Plus de 60 pays l'utilisent désormais dans la fabrication de produits alimentaires et de boissons et la nouvelle législation française permet désormais de l'utiliser comme additif alimentaire.

Les édulcorants de synthèse ont fait l'objet d'une énorme polémique pendant de nombreuses années.

C'est surtout la saccharine qui a été longtemps suspectée d'être cancérigène. Or, elle ne semble en fait présenter aucune toxicité à dose journalière de 2,5 mg par kilo, ce qui correspondrait à 60 ou 80 kilos de sucre pour un adulte. Certains pays ont cependant interdit son emploi, ce qui est le cas au Canada.

Les cyclamates ont été, eux aussi, longtemps suspectés et ils ont même été interdits en 1969 aux USA.

Quant à l'aspartam, il a fait, dès son apparition, l'objet de la même polémique mais toutes les études le concernant ont prouvé qu'il était dénué de toute toxicité, même à des doses élevées, ce que la FDA (Food and Drug Administration) a reconnu officiellement aux USA.

L'aspartam a été commercialisé pour la première fois en France en 1980 après avoir été testé pendant 15 ans aux Etats-Unis.

Il se présente sous deux formes :

— en comprimés qui se dissolvent rapidement dans les boissons chaudes et froides,

— en poudre, particulièrement recommandé pour les desserts et les préparations culinaires.

En comprimé, il a le pouvoir édulcorant d'un morceau de sucre de 5 g et comporte 0,07 g de glucides assimilables. En poudre, une cuillerée d'aspartam a le pouvoir édulcorant d'une cuillerée de sucre en poudre et contient 0,5 g de glucides assimilables.

En 1980, la dose journalière admissible préconisée par l'OMS (l'Organisation Mondiale de la Santé) était de 2 comprimés par kg par jour. Cela voudrait dire qu'une personne pesant 60 kilos pourrait consommer jusqu'à 120 sucrettes par jour sans que l'on puisse constater, à long terme, une quelconque toxicité du produit. Cette dose a été confirmée en 1984 et en 1987 par le Comité scientifique de l'alimentation humaine de la CEE.

Quoi qu'il en soit l'usage d'un édulcorant ne devrait être que transitoire car il est souhaitable à terme de se déshabituer progressivement du goût du sucre. D'autant plus que des études récentes montrent que l'utilisation d'édulcorants dans une journée favorise à d'autres heures, lors de la prise de bons glucides, une hyperglycémie anormale suivie d'un hyperinsulinisme (nocif) et d'une hypoglycémie secondaire (source de fatigue et de fringale).

4° Les polyols

Ce sont des édulcorants de masse qui complètent parfois dans les aliments solides le volume, car les édulcorants intenses que nous venons de voir ci-dessus sont actifs à très faibles doses.

Les polyols sont utilisés dans les confiseries

(bonbons, chewing-gums, chocolat light) dites « sans sucre ».

Pour le législateur « sucre » au singulier signifie « saccharose », c'est-à-dire le sucre en poudre ou en morceaux, qu'il vienne de la canne à sucre ou de la betterave.

Ainsi la mention « sans sucre » veut dire seulement qu'il n'y a pas de saccharose, ce qui ne veut pas dire qu'il n'y ait pas d'autres glucides : glucose, fructose ou sucres-alcool que sont les polyols.

Le seul intérêt des polyols est qu'ils ne donnent pas de carie dentaire, mais ils ont la même valeur énergétique que les autres glucides. Ils n'empêchent en aucun cas de grossir et n'aident sûrement pas à maigrir...

Parmi les polyols on trouve des substances comme : le sorbitol, le mannitol, le xylitol, le maltitol, le polydexbrose, etc.

11

Le vin et ses bienfaits

> «*Le vin est un professeur de goût et en nous formant à la pratique de l'attention intérieure, il est le libérateur de l'esprit et l'illuminateur de l'intelligence.*»
>
> P. CLAUDEL

Le vin n'est pas une boisson ordinaire car il n'a pas pour seul effet d'étancher la soif.

Depuis le berceau de la civilisation, le vin est auréolé d'un caractère mystique. Et c'est l'âme qu'on lui prête ainsi que ses propriétés physiologiques et organoleptiques qui faisaient dire à Huysmans que «le vin est une substance sacramentelle».

Depuis la nuit des temps, le vin est chargé de symboles. Dès qu'il put mettre pied à terre, Noé célébra ce renouveau avec ses «compagnons» en replantant un pied de vigne.

Dans la mythologie grecque, Dionysos [1] lui associe, joie, allégresse et élévation de l'esprit. Rien

1. Dionysos ou Bacchus, dieu grec de la vigne et du vin, fils de Zeus et de Sémélé, auquel les Romains assimilent leur Liber Pater.

d'étonnant alors que Jésus lui-même l'ait choisi pour symboliser son sang dans la liturgie chrétienne, tant son empreinte spirituelle est grande.

Aujourd'hui encore et malgré certains détracteurs qui ne voient en lui qu'une boisson alcoolisée, le vin a conservé ce caractère noble qui en fait le symbole de toute réjouissance amicale et familiale.

Mais des découvertes scientifiques récentes, en confirmant les propriétés bénéfiques du vin, ont mis en lumière certaines caractéristiques thérapeutiques que les anciens d'ailleurs connaissaient déjà et que nos médecins de demain apprendront peut-être en faculté. C'est en tout cas ce qu'il faut souhaiter. Car l'on pourrait craindre comme le disait Baudelaire que « si le vin disparaissait de la production humaine, il se ferait dans la santé et dans l'intelligence humaine un vide, une absence plus affreuse que tous les excès dont on le rend coupable ».

La thérapie des Anciens

Platon pour qui le vin était le « lait des vieillards » en recommandait l'usage pour le maintien de la santé. Pour les Grecs, il était en effet le symbole du genre humain et le garant de la Sagesse.

Quant aux médecins égyptiens, ils utilisaient déjà ses propriétés médicamenteuses depuis quelque trois mille ans avant Jésus-Christ.

Mais c'est avec Hippocrate, le père de la médecine, que le vin acquiert véritablement ses lettres de noblesse dans le domaine thérapeutique. Les médecins modernes, en faisant leur « serment », devraient donc garder à l'esprit cette parole du maître : « Le vin est une chose merveilleusement appropriée à l'homme si, en santé comme en maladie, on l'administre à propos et juste mesure suivant la constitution individuelle. » Hippocrate qui ne manquait pas d'humour prétendait que l'austérité et la tristesse étaient responsables de la maladie. Il conseillait donc de boire du vin car, disait-il, « cela dilate la rate, et rend de bonne humeur ». Quant à saint Paul, l'apôtre des gentils, on rapporte qu'un jour il dit à l'un de ses disciples qui souffrait de troubles digestifs : « On me dit que tu ne bois que de l'eau, prends donc un peu de vin à cause de ton estomac et de tes fréquentes faiblesses. »

Un peu plus tard, en 69 de notre ère, Pline l'Ancien, naturaliste à ses heures, généralisait son usage en ces termes : « Le vin, à lui seul, est un remède : il nourrit le sang de l'homme et amortit les chagrins et les soucis. »

Au Moyen Age, c'est grâce aux monastères bénédictins que la tradition de la vigne fut perpétuée. Il en reste d'ailleurs quelques célèbres vestiges en Bourgogne. L'un des Pères supérieurs de ces sites, plus connu aujourd'hui sous le nom de saint Benoît, recommandait à ses frères bénédictins de boire une « hémine de vin » (environ un quart de litre) par repas afin d'éviter tout problème digestif et de rester alerte.

A la Renaissance, le vin occupait une place de choix dans la médecine de l'époque.

Rabelais, médecin tourangeau de la région de Chinon et de Bourgueil, écrivait que « le jus de la vigne clarifie l'esprit et l'entendement, apaise l'ire, chasse la tristesse et donne joie et liesse ».

Pour Montaigne, notable bordelais, il n'est rien de comparable pour soigner ses calculs urinaires que le vin blanc sec. Il s'organise d'ailleurs régulièrement des cures de ce précieux liquide aux vertus diurétiques.

On cite le cas d'un humaniste hollandais du nom d'Erasme qui aurait mis fin à ses maux d'estomac en buvant du vin de Beaune.

Quant à Ambroise Paré, médecin et chirurgien de la famille royale, il guérissait les blessures de guerre de ses patients avec des compresses de vin rouge.

Enfin, sachez que lorsque Louis XIV souffrait d'une crise de goutte, son médecin lui remplaçait le Bourgogne par du Champagne.

Actions physiologiques et propriétés du vin

Les propriétés diététiques et thérapeutiques du vin sont désormais reconnues par la science moderne. Mais il est bien évident qu'elles s'expriment d'autant mieux que la qualité du produit est excellente, ce qui n'impose pas pour autant d'en consommer de grandes quantités.

Le vin est un aliment

Le vin qui a une valeur nutritive est en effet une substance alimentaire qui apporte à l'organisme des éléments parfaitement assimilables.

Le vin est tonique

La tonicité du vin a pour origine principale le tanin. Plus ils seront riches en tanin, plus les vins seront toniques. Cette tonicité se manifeste non seulement au niveau physique, mais aussi psychique.

Le vin est donc un moyen naturel de récupération s'il est pris après l'effort physique.

Le vin rouge, notamment s'il est vieux, est particulièrement indiqué en période de convalescence, ou au cours de maladies infectieuses et virales graves.

Le vin est un équilibrant nerveux

C'est le professeur Fiessinger qui affirme que « le vin maintient dans un juste équilibre les vues de l'esprit et le jeu des sentiments ».

Le vin développe en effet des propriétés euphorisantes particulièrement bénéfiques en cas de dépression. On le recommande notamment lorsque le patient doit, pour des raisons particulières, observer des restrictions alimentaires, en cas de diète thérapeutique par exemple. Un bon cru est sans conteste moins toxique que n'importe quel produit synthétique que vous vendra votre pharmacien.

Le vin est un digestif

Comme le prétendaient saint Paul et saint Benoît, le vin de bonne qualité, absorbé à dose raisonnable au cours d'un repas, facilite le mécanisme de la digestion. Le vin est très riche en vitamine B [1]. Ces vitamines permettent l'élimination des toxines et la régénérescence du foie. Elles participent d'une manière active au métabolisme des protéines et des glucides.

1. Nous avons vu dans le chapitre précédent que le sucre et les glucides raffinés entraînaient une carence en vitamine B.

D'autre part, le vin stimule la sécrétion des sucs digestifs. Il est particulièrement indiqué sur les protides (viandes et poissons), dont il facilite le processus digestif. On reconnaît par ailleurs que l'usage de vin rouge, fort en tanin, agit favorablement sur les fibres lisses de la musculature intestinale et en augmente ainsi les propriétés péristaltiques, ce qui est un moyen supplémentaire d'éviter les risques de constipation. Un bon cru peut donc se révéler efficace dans le traitement des colites spasmodiques.

Le docteur Maury rapporte dans son livre[1] que le duc de Richelieu alors gouverneur de la Guyenne souffrait d'une « langueur d'intestin », c'est-à-dire d'une entérocolite. Il en guérit, dit-on, en buvant régulièrement du médoc qui fut de ce fait dénommé : « la tisane de Richelieu ».

Le vin est un diurétique

Le vin et particulièrement le vin blanc est diurétique. Hippocrate l'avait déjà remarqué et en prescrivait à ses patients. Montaigne a déjà été cité à propos des cures qu'il faisait scrupuleusement pour soigner ses reins.

Les vins blancs acides (Pouilly, Sancerre, Chablis, Graves secs), mais aussi les champagnes sont riches en tartrates et en sulfates de potassium qui agissent avec bienfait sur les reins, assurant ainsi une meilleure élimination des toxines.

1. *La Médecine par le vin,* Dr Maury, Artulen et J'ai lu, n° 7016.

Le vin est un reminéralisant

Le vin contient une forte concentration de sels minéraux qui sont tous parfaitement assimilables. Parmi eux, il faut citer notamment le calcium, le potassium, le magnésium, le silicium mais aussi le zinc, le fluor, le cuivre, le manganèse, le chrome et l'anion minéral sulfurique.

Le vin est un bactéricide

L'action bactéricide du vin avait été pressentie dès l'Antiquité. Elle se vérifia depuis à de nombreuses occasions et notamment au moment des épidémies. En 1886, Rambuteau remarqua que les buveurs de vin étaient moins sensibles au choléra que les buveurs d'eau. En 1892, on fit la démonstration que l'eau polluée pouvait être bue sans danger si elle était additionnée d'un tiers de vin. Quelques années plus tard, les praticiens conseillaient le vin comme thérapie d'accompagnement en cas de fièvre typhoïde. Plus récemment, le professeur Masquelier a démontré le pouvoir bactéricide des vins rouges de Bordeaux en cas de colibacillose, de pollution des eaux de boisson et des légumes. Simultanément, deux chercheurs canadiens découvraient que le vin rouge pouvait attaquer certains virus, notamment celui de la poliomyélite et de l'herpès [1].

Précisons enfin que les propriétés antiseptiques du vin sont d'autant plus élevées que le vin est vieux. Les vins jeunes, bus en primeur quelques semaines après leur fermentation (tel que le beau-

1. Herpès : éruption cutanée caractérisée par des vésicules groupées sur une base enflammée. L'herpès est mieux connu du grand public sous le nom de bouton de fièvre.

jolais nouveau), n'auraient donc qu'un très faible pouvoir bactéricide.

Le vin est anti-allergique

Au XIXe siècle, on recommandait de faire tremper préalablement les fraises dans du vin rouge pour éviter, en cas de grande sensibilité, le risque d'urticaire.

Le professeur Masquelier, quant à lui, a mis en évidence que le vin s'oppose à tout excès de formation d'histamine, qui est l'élément responsable des phénomènes allergiques. Il a d'autre part précisé que c'est la richesse du vin en manganèse et en vitamine P qui en fait un bon anti-allergique, ce qui est le cas des Côtes-de-Ventoux, Corbières et Minervois.

Le vin a une action bénéfique sur le système cardio-vasculaire

C'est en effet sur le système cardio-vasculaire que le vin semble agir avec le maximum d'efficacité.

Déjà en 1786, le médecin anglais Héberden notait que le vin soulageait les douleurs de ses patients atteints d'angine de poitrine. Plus près de nous, le laboratoire du professeur Masquelier a démontré que certains des constituants du vin pouvaient prévenir l'infarctus du myocarde.

En 1979, une très sérieuse enquête médicale, réalisée en Angleterre, nous révèle que parmi dix-huit pays occidentaux, la mortalité par infarctus du myocarde atteint les taux les plus bas chez les populations qui consomment habituellement du vin (trois à cinq fois plus basse pour la France et l'Italie).

Le vin exercerait donc un pouvoir protecteur vis-à-vis de l'artériosclérose.

En 1982, après des années de recherche, le docteur Masquelier, professeur à l'université de Bordeaux, découvre les constituants du vin responsables de cette action protectrice : les procyanidines.

Selon le professeur Masquelier les procyanidines du vin peuvent contrôler au moins trois facteurs :

1° Elles accélèrent l'épuration du cholestérol sanguin (et donc s'opposent aux dépôts graisseux qui envahissent les plaques d'athérome) car elles facilitent et renforcent l'action de la vitamine C (la vitamine C est nécessaire pour épurer le cholestérol).

2° Elles stabilisent les fibres de collagène qui servent de soutien aux diverses tuniques artérielles.

3° Elles s'opposent à la production locale d'histamine suspectée de déclencher le processus athérogène.

C'est en fait le tanin du vin qui contient les procyanidines. On peut donc en conclure que plus un vin est riche en tanin, plus il est riche en procyanidines.

Mais puisque l'on connaît désormais le rôle bénéfique de cette substance, il est à craindre que l'industrie pharmaceutique soit tentée d'y voir là la molécule d'avenir pour prévenir les maladies cardio-vasculaires. Ce serait peine perdue car le remède existe déjà sous une forme tellement plus agréable à boire.

En relisant ce chapitre, je ne peux m'empêcher

de penser à ma grand-mère, bordelaise d'origine, qui n'aimant pas l'eau, n'avait jamais bu que du bordeaux vieux. Elle est morte prématurément à l'âge de 102 ans...

Mais pour terminer avec le vin, il convient de rappeler qu'il constitue un « écart » et qu'à ce titre il importe de s'abstenir d'en boire en Phase I.

En Phase II sa consommation pourra être réintroduite avec parcimonie en respectant les règles suivantes :

— ne jamais boire de vin à jeun ;
— attendre le plus longtemps possible pour boire après avoir commencé le repas ;
— boire avec modération. Un demi-litre par jour devrait être un maximum.

Comment se soigner par le vin*

Là encore une consommation maximum d'un demi-litre par jour doit être observée. Mais dans tous les cas de figure, un verre de vin à la fin du repas suffit pour développer au maximum ses pouvoirs thérapeutiques.

INDICATIONS	THÉRAPIES
Allaitement	Graves rouges - Beaujolais - Blanquette de Limoux
Allergies	Corbières - Médoc - Minervois - Ventoux
Amaigrissement	Beaune rouge - Vins de Corse - Pommard - Volnay
Antibiotiques (séquelles d')	Médoc - Mercurey
Appétit (manque d')	Banyuls - Jurançon - Frontignan - Monbazillac - Sauternes
Arthritisme	Alsace - Chablis - Crépy - Minervois - Pouilly - Saint-Véran - Seyssel
Avitaminoses	Tous les vins rouges
Acidose	Pouilly-Fuissé - Sancerre - Vins de Savoie
Aérophagie	Champagne sec - Gaillac-Perlé

* Ce tableau a été emprunté au docteur Maury, l'auteur de *Soignez-vous par le vin*, Editions Universitaires, et de *La Médecine par le vin, op. cit.*

Anémie	Cahors - Côtes-de-Nuits - Côtes-de-Beaune - Côtes-de-Graves - Vins de Corse - Pomerol - Madiran
Angines	Médoc - Juliénas - Moulin-à-vent
Angoisse	Beaujolais - Côtes-du-Rhône rouges - Médoc - Sauternes
Arthrose	Vins rosés de Provence (Bandol - Cassis)
Asthme	Corbières - Minervois
Artériosclérose	Champagne sec - Vins de Corse (Ajaccio) - Graves - Muscadet - Vins de Provence - Sancerre - Saint-Emilion
Biliaire (insuffisance)	Anjou - Vouvray
Ballonnement (voir : Aérophagie)	
Bronchites	Juliénas - Médoc - Moulin-à-vent - Muscat de Rivesalte
Cholestérol	Alsace - Muscadet - Provence rosé
Constipation	Anjou blanc - Bandol - Bergerac blanc - Cassis - Jurançon - Montravel doux - Morgon - Pécharmant
Convalescence	Médoc - Vins de Corse - Frontignan - Graves rouges - Mercurey - Monbazillac - Vouvray
Calculs biliaires	Anjou - Vouvray
Calculs urinaires	Pouilly-Fuissé - Sancerre - Seyssel
Colibacillose	Champagne brut - Médoc
Colites	Gaillac blanc - Gaillac-Perlé
Coronarite	Champagne brut - Morgon - Saint-Emilion
Cystite	Vins blancs d'Anjou
Déminéralisation	Premières Côtes-de-Bordeaux - Châteauneuf-du-Pape - Gevrey-Chambertin - Clos-Vougeot
Diabète	Champagne brut - Gaillac blanc - Muscadet - Vins de Provence - Sancerre
Décalcification	Arbois - Champigny - Corbières - Côtes-de-Beaune - Côtes-de-Nuits - Côtes-du-

	Rhône - Madiran - Maury - Premières Côtes-de-Bordeaux - Saint-Emilion - Vins du Saumurois
Dépression nerveuse	Chablis - Médoc-Listrac
Diarrhées	Beaujolais - Madiran - Médoc
Dyspepsies	Anjou blanc - Champagne brut - Iroulégy - Monbazillac - Montlouis - Vouvray
Eczéma	Sylvaner - Gros-Plant - Muscadet - Jurançon sec
Estomac (descente d')	Champagne sec ou brut
Estomac (paresse d')	Médoc
Entérites (voir : Colites)	
Fatigue (voir : Stimulants)	
Fatigue	Médoc - Pouilly-Fuissé - Puligny-Montrachet
Fébriles (maladies)	Champagne - Juliénas - Médoc - Moulin-à-vent
Goutte	Provence rosé - Savoie blanc - Sancerre - Champagne
Grossesse	Cahors - Côtes-de-Nuits - Côtes-du-Rhône - Iroulégy - Saint-Emilion
Grippe	Champagne brut - Côte-Rôtie - Morgon - Saint-Emilion
Hyperchlorhydrie	Sauternes - Barsac
Hyposodique (régime)	Chablis - Champagne sec
Hémorragies (tendance aux)	Côtes-de-Beaune - Cahors - Pécharmant - Saint-Emilion
Hémorragies (suite d')	
Hypertension artérielle	Alsace - Chablis - Graves blanc - Pouilly-Fuissé - Sancerre
Hypoglycémie	Muscat-de-Banyuls - Muscats-de-Corse - Muscat-de-Frontignan
Hypotension artérielle	Côtes-de-Beaune (rouge) - Beaujolais - Château-Chalon - Vins du Roussillon

Infarctus (tendance à)	Champagne sec - Blanc de blanc - Bordeaux vieux
Influenza (voir : Grippe)	
Lithiase biliaire	Vins blancs secs de Touraine
Ménopause	Bourgogne rouge - Cahors - Saint-Emilion - Pécharmant
Névroses	Blanquette-de-Limoux - Iroulégy rouge
Obésité	Alsace - Bergerac blanc - Gaillac blanc - Montravel sec - Pouilly
Œdèmes	Chablis - Crépy - Muscadet - Sylvaner
Ostéoporose	Côtes-de-Nuits - Côtes-du-Rhône - Médoc
Phosphaturie	Champagne sec ou demi-sec - Clairette-de-Die
Préventif (des maladies infectieuses et virales)	Bordeaux rouges - Bourgognes rouges - Côtes-du-Ventoux
Poids (perte de)	Muscat-du-Cap-Corse - Muscat-de-Banyuls
Poliomyélite (prévention de)	Médoc-Mercurey
Rachitisme	Saint-Emilion
Retour d'âge (voir : Ménopause)	
Rhumatisme chronique	Champagne sec - Corbières - Gaillac blanc - Minervois
Sénescence	Aloxe-Corton - Champagne nature
Sports (régime des)	Chablis - Côtes-de-Nuits
Stimulants	Champagne brut - Pouilly-Fuissé - Médoc
Salmonelloses	Médoc vieux - Mercurey
Spasmophilie	Côtes-de-Provence rouge - Côtes-du-Rhône rouge
Suppurations	Bourgueil - Chinon - Vins de Corse - Lirac - Premières Côtes-de-Bordeaux - Tavel - Madiran
Toniques	Côtes-de-Nuits - Côtes-de-Beaune -

	Cahors - Corbières - Jurançon - Iroulegy - Vins de Roussillon
Tuberculose	Champagne sec ou brut - Médoc - Mercurey
Uricémie	Gros Plant - Muscadet - Saumur blanc - Vins de Savoie - Sylvaner
Ulcères cutanés	Bordeaux rouges - Bourgognes rouges
Urines (rétention d')	Chablis - Gros Plant - Muscadet - Pouilly-Fuissé - Sancerre - Vins de Savoie
Urticaire	Corbières - Côtes-du-Ventoux - Médoc - Minervois
Végétarien (régime)	Médoc - Beaujolais rouge
Vieillesse (voir : Sénescence)	

12

Le génie du chocolat

C'est en 1502, lors de son quatrième voyage vers les Indes, que Christophe Colomb, après une escale à la Martinique, découvrit le premier le chocolat.

Cette étrange boisson lui fut offerte par le chef aztèque d'une île de la côte où son bateau avait accosté. Christophe Colomb et ses compagnons trouvèrent ce breuvage franchement mauvais et n'en firent donc pas cas. Il faut dire que la préparation faite par les indigènes de l'époque avait plutôt un goût amer et épicé.

Il faudra donc attendre 1519, la découverte du Mexique puis sa conquête par Cortés, pour que le chocolat soit considéré à sa juste valeur. Et il le fut principalement à cause de l'enjeu économique qu'il représentait.

Les fèves du cacaoyer étaient alors la grande richesse du pays et la seule monnaie d'échange. Acquérir des fèves représentait pour les Espagnols le seul moyen d'accéder aux richesses locales et notamment à l'or.

A court de vin, les soldats espagnols durent même se résigner à boire ce « chocolat » auquel ils reconnaissaient d'ailleurs des vertus particulières : « Lorsqu'on l'a bu, disaient-ils, on peut voyager toute la journée sans fatigue et sans avoir besoin de nourriture. »

Très rapidement on eut l'idée d'en atténuer l'amertume avec du sucre et de rajouter au cacao de la vanille, de la cannelle ou de l'anis. Ce sont les religieuses d'Oaxaca [1] qui mirent au point les premières recettes. Grâce à elles le chocolat devint enfin délicieux.

Dès lors les colons européens comprirent l'intérêt financier de cette nouvelle découverte. Ils entreprirent donc de s'installer dans ce « Nouveau Monde » avec l'espoir d'y faire fortune.

Très rapidement le chocolat entra dans les mœurs espagnoles. Les voyageurs de retour au pays ne pouvaient s'en passer et en assuraient naturellement la promotion. L'importation se développait. La route du chocolat était désormais ouverte.

Mais il faudra au chocolat de nombreuses années avant qu'il sorte des frontières espagnoles. C'est seulement au début du XVIIe siècle qu'il apparaîtra un peu partout en Europe.

En France, le chocolat fit une entrée remarquée lorsque Louis XIII épousa en 1615 l'infante espagnole Anne d'Autriche fille de Philippe II. La future reine adorait le chocolat et rapidement elle communiqua sa passion à toute la cour. Le cardinal de Lyon, frère de Richelieu en usait à bon escient. Il en buvait souvent, disait-il, « pour modifier les vapeurs de sa rate et lutter contre la colère

1. Ville du Mexique méridional au pied de la Sierra Madre du Sud, fondée en 1486 par les Aztèques, et occupée par les Espagnols en 1522.

et la mauvaise humeur». Mazarin lui-même ne se déplaçait jamais sans son chocolatier italien. Quant au régent Philippe d'Orléans, il organisait tous les jours à son lever ce qui aurait été une «chocolat partie» s'il n'avait pas été le seul à en boire. Etre admis au «chocolat du Régent» était un grand privilège.

Les vertus du chocolat

On a certainement plus écrit sur le chocolat que sur tout autre aliment. Car le chocolat n'a jamais laissé personne indifférent.

En dehors du plaisir qu'il procurait, les commentateurs du XVIIe et du XVIIIe siècle insistaient particulièrement sur ses propriétés thérapeutiques.

Le chocolat fut d'abord essentiellement prescrit en cas de faiblesse pour reconstituer les forces. On lui reconnaissait un caractère tonique qui a pu être facilement confirmé lorsque l'on découvrit qu'il contenait une grande proportion de magnésium. Le chocolat fut ensuite recommandé aux «hommes d'études» pour leur permettre de soutenir leur effort intellectuel, sans doute à cause du phosphore, qu'il contient aussi.

Les ecclésiastiques trouvèrent, à travers lui, un moyen agréable de supporter les différents jeûnes auxquels ils étaient régulièrement soumis et particulièrement celui du carême.

La plupart des observateurs s'accordent pour lui reconnaître des vertus digestives. Brillat-Savarin, dans sa *Physiologie du goût*, raconte qu'après avoir «copieusement déjeuné on aura parfaitement digéré trois heures après, si on avale sur le tout une ample tasse de bon chocolat, et on dînera quand même», rajoute-t-il. Il prétend avoir tenté maintes fois l'expérience sur des dames qui s'en sont toujours trouvées à merveille et n'ont pas manqué de glorifier le professeur.

Martine Jolly[1] dans son remarquable livre sur le chocolat cite un certain docteur Blégny qui célèbre les mérites d'un chocolat préparé par lui «afin que ceux qui ayment et qui auront le malheur de se trouver atteints de la plus universelle des maladies galantes, y puissent trouver les éclaircissements nécessaires pour leur consolation».

D'autres prétendront aussi à la même époque (XVIIIe) qu'il guérit la phtisie.

Voilà donc pour les vertus du chocolat, et si vous l'aimez vous lui en trouverez certainement beaucoup d'autres.

Si vous aimez le chocolat, vous pourrez en user mais certainement pas en abuser. Et si je vous prétendais que vous pouvez en manger à tous les repas, vous trouveriez ma méthode quelque peu contradictoire.

Car le chocolat, si bon soit-il, reste un aliment glucido-lipidique. Mais il faut savoir que ses graisses aident à faire baisser le taux de cholestérol.

Pour qu'il ne représente qu'un très faible «écart», il va falloir faire deux choses: d'une part, diminuer son pouvoir glucidique, de l'autre, augmenter son pouvoir lipidique. Il va falloir en faire

1. Martine Jolly, *Le chocolat une passion dévorante*, R. Laffont.

d'une certaine manière un lipide ne contenant qu'une faible quantité de glucide, ce qui sera tout à fait acceptable eu égard à notre méthode.

La première chose que nous ferons sera donc de ne choisir que du chocolat « supérieur » ayant plus de 60 % de cacao. Lorsque vous achetez une plaque de chocolat, le pourcentage de cacao qu'elle contient est obligatoirement indiqué. Et il existe dans le commerce du chocolat dont le taux de cacao est voisin de 70 %. Choisissez-le en priorité. Car non seulement l'augmentation du cacao diminue sa glucidité, mais il en augmente aussi la qualité.

La deuxième chose à faire sera de se limiter, autant que faire se peut, à des desserts au chocolat où l'on n'aura ajouté ni farine, ni sucre (ou très peu). C'est le cas de la « mousse au chocolat » et du « fondant au chocolat amer » dont vous trouverez les recettes en annexe. Depuis plusieurs années ces deux recettes sont devenues ma spécialité, et je puis vous assurer que ma famille et mes amis en raffolent.

Il faut insister enfin en disant que le chocolat, si bon soit-il, reste un écart qu'il faudra gérer comme tel.

C'est pourquoi il est exclu d'en faire usage en Phase I.

Au cours de la Phase II il pourra être consommé dans les conditions que nous venons de préciser, c'est-à-dire en dessert.

L'un des meilleurs moments de la journée pour le consommer est aussi en milieu d'après-midi lorsque vous êtes à jeun. Deux ou trois petits carrés ne constituent qu'un très faible écart par rapport à nos principes.

On a pu démontrer[1] que le chocolat était un antidépresseur. Choisissez donc d'en faire usage en priorité dans les moments de spleen, pour vous redonner du cœur à l'ouvrage ou tout simplement pour vous faire plaisir.

Dans tous les cas la quantité doit rester très raisonnable et la qualité un critère de choix. Il doit être noir, amer et son pourcentage de cacao le plus proche de 70 %.

Dernière recommandation pour terminer ce chapitre, si vous croquez du chocolat, sachez vous limiter car il a le défaut d'exciter un peu plus le désir d'en consommer davantage. Un bon conseil pour stopper la « chocolite aiguë » : buvez un grand verre d'eau fraîche.

1. Voir le livre du Dr H. ROBERT, *Les vertus thérapeutiques du chocolat*, Ed. Artulen.

13

Le sport n'a jamais fait maigrir

Dans sa chanson « Tu t'laisses aller », Charles Aznavour recommande à sa compagne qui, semble-t-il, a tout l'air d'un épouvantail : « Pour maigrir, fais un peu de sport ! »

Voilà une idée reçue de plus et notre Aznavour national n'a certainement jamais eu de problèmes de poids car il se serait rendu compte que contrairement à ce que tout le monde croit, *le sport n'a jamais fait maigrir personne.*

Lorsque vous avez commencé à vous préoccuper de votre excédent pondéral, je suppose que comme beaucoup, vous vous êtes décidé à faire, ou plutôt à refaire du sport. Et vous avez choisi pour cela soit le vélo, soit le jogging, et souvent les deux à la fois.

Ayant essayé les deux, je puis vous garantir que le résultat est nul.

On peut faire du sport pour faire de l'exercice, se détendre, se défouler, s'oxygéner, rencontrer ses copains ou avoir un bon prétexte pour ne pas rester chez soi. Tous les objectifs sont bons. Sauf un, maigrir. Vous ne maigrirez pas en faisant du sport, si vous conservez les mauvaises habitudes alimentaires qui sont celles de nos contemporains.

Le sport pour maigrir ressemble beaucoup à la théorie des calories. Son fondement même est d'une nature identique. Lorsque vous commencez à faire un sport dans l'optique de perdre du poids, vous avez tendance à mesurer le résultat de l'effort sur votre corps par la quantité de sueur que vous êtes capable de faire dégouliner.

Ce que vous perdez, c'est en fait de l'eau. Et si vous « brûlez des calories », c'est une dépense énergétique que vous allez soustraire de vos réserves temporaires (glycogène), celles qui sont alimentées notamment par votre consommation de glucides.

La première fois que vous vous remettez à faire du sport vous pouvez en effet (mais seulement si vous avez une balance d'une très grande précision) constater que quelque cent ou deux cents grammes ont disparu.

Mais dès lors que vous prenez l'habitude de faire régulièrement cet effort musculaire, le samedi par exemple, votre organisme va petit à petit réajuster son « offre » avec la nouvelle « demande ». Si désormais vous lui demandez plus, eh bien ! il va s'arranger pour stocker suffisamment de glycogène afin de satisfaire votre demande.

Très rapidement, vous allez donc constater que non seulement vous ne perdez plus rien mais qu'en plus vous avez repris votre poids initial. Il se peut même que vous vous mettiez à grossir un peu plus. Souvenez-vous du chien affamé qui enterre son os. Si vous demandez des efforts supplémentaires à votre organisme, qu'à cela ne tienne, il va non seulement produire un peu plus, mais comme il est prudent, il va décider de stocker un peu plus. Alors débute la spirale infernale.

Car pour déjouer les caprices de votre nature vous décidez par réflexe d'ajouter cinq kilomètres par semaine à votre parcours cycliste. Et comme votre petit ordinateur connaît bien la loi de l'offre et de la demande, il ajuste.

Voilà comment pour quelques grammes de moins vous encaissez quelques grammes de plus tout en prenant de sérieux risques sur le plan de la santé. Car en sport il y a une règle d'or que vous devez toujours respecter : « Ne jamais forcer la machine. » Vous n'auriez pas l'idée de faire les 24 Heures du Mans avec une 2CV. C'est pourtant ce que vous faites en vous imposant des parcours beaucoup trop ambitieux pour votre âge, votre condition physique et votre niveau d'entraînement.

Faites du sport pour toutes les bonnes raisons que l'on invoque habituellement ou seulement pour le plaisir, mais ne comptez pas y trouver la solution à votre problème de poids si vous n'êtes pas décidé à changer vos habitudes alimentaires. Car en adoptant les principes de la méthode alimentaire qui fait l'objet de ce livre vous pouvez accélérer votre amaigrissement en Phase I mais surtout sachez que les efforts physiques que vous allez faire vont contribuer à réharmoniser vos fonctions métaboliques en supprimant plus vite l'insulino-résistance et l'hyperinsulinisme.

En Phase I, votre glycogène est essentiellement constitué par la transformation de vos graisses de réserve. Si vous en augmentez les besoins, la masse graisseuse devrait donc disparaître plus rapidement.

On a pu remarquer par ailleurs que les efforts

physiques sont particulièrement bénéfiques pour les obèses, dont les cellules graisseuses reconnaissent mal l'insuline (insulino-résistance), ce qui conduit le pancréas à trop en fabriquer (hyperinsulinisme).

De plus, il faut savoir que l'obésité perturbe la thermogenèse, c'est-à-dire que paradoxalement, plus on est gros, moins on dépense d'énergie pour faire un effort.

L'adoption des principes alimentaires de la méthode et une dépense physique raisonnable sont donc tout à fait complémentaires et peuvent ainsi contribuer à parvenir à une meilleure réussite dans le retour à un équilibre pondéral normal.

14

Exercice d'application dans un des meilleurs restaurants

La plupart du temps, lorsqu'une personne de mon entourage vient me consulter avec la ferme intention de trouver une solution à son problème de poids, je propose d'emblée le passage à un exercice pratique.

En d'autres termes, nous allons manger au restaurant et je commence mon exposé « sur le tas ». La théorie est importante, mais vous conviendrez qu'en l'espèce, la pratique est indispensable.

C'est pourquoi, en décidant d'écrire ce livre, j'avais tout de suite envisagé de faire un chapitre dans lequel je montrerais d'une manière concrète comment faire ses choix en termes d'écarts dans un des excellents restaurants que j'ai l'habitude de fréquenter.

Pour des raisons pratiques, j'avais d'abord pensé que l'exercice pouvait être entrepris sur les cartes d'une dizaine de restaurants situés à Paris. Mais rapidement je réalisai que dix exercices seraient forcément fastidieux pour le lecteur étant donné la similitude des cas traités.

Cela sous-entendait, d'autre part, qu'il fallait sélectionner dix restaurants parmi les meilleurs. Et le choix de ces restaurants constituait évidemment un problème.

Comment faire cette sélection sans pour autant risquer de jouer au critique gastronomique, ou de suivre à la lettre les conseils de l'un d'entre eux ?

Comment sélectionner les meilleures tables « parisiennes », alors que bon nombre d'entre elles sont en province ?...

Je décidai donc de n'en retenir qu'une, mais laquelle ? Faire un choix certes, mais sur quel critère ? Les trois étoiles du Michelin, les « Super quatre toques » de Gault Millau ou la proximité de mon domicile ?

Le hasard faisant toujours bien les choses, le choix allait être plus facile que je ne le pensais.

Je me trouvais un dimanche après-midi dans le train Bordeaux-Paris relisant les premiers chapitres de mon manuscrit, lorsqu'à Saint-Pierre-des-Corps monta dans mon compartiment, avec sa fille et sa charmante épouse, un voyageur dont la tête m'était familière, bien que dépourvue de sa célèbre toque. C'était Joël Robuchon.

C'est donc avec sa complicité que nous allons décortiquer ensemble sa carte du mois de février 1986 et mettre en application ce qui, je l'espère, est devenu pour vous une bonne résolution.

Saucisson de canard au foie gras*
Frivolités de saumon fumé au caviar
Lapereau mitonné en gelée aux légumes
Gelée de caviar à la crème de chou-fleur
Salade de homard breton en boléro
Ravioli de langoustine au chou**
Foie gras chaud à la crème de lentilles**
Galettes de truffes aux oignons et lard fumé
Fricassée de langoustines aux champignons de courgettes
Medley d'huîtres et de noix de Saint-Jacques au caviar*
Rouelles de homard à la vapeur aux herbes en civet
Soupe crémeuse au potiron

Plat principal (Poissons)

Merlan aux épices et aux encornets
Etuvée de homard et de noix de Saint-Jacques aux truffes**
(Servie avec des pâtes fraîches)
Blanc de bar cuit en peau, sauce verjutée
Homard meunière aux fins aromates

Plat principal (viandes)

Ris de veau truffé aux asperges
Agneau pastoral aux herbes en salade
La fameuse tête de cochon mijotée « Ile-de-France »
Volaille truffée en vessie, sauce fleurette
Rôti d'agneau aux herbes, en croûte de sel**
(Servi avec des pâtes fraîches)
Mignonnettes de chevreuil poêlées à l'aigre-doux*
Ravioli de ris de veau aux herbes**

Fromages frais et affinés

Desserts

Chaud-froid de pommes à la pistache ou à la cannelle*
Crème caramélisée à la cassonade*
Gratin de fruits*
Clafoutis de poires au miel**
Soupe de fruits au vin rouge*
Mousse au chocolat*
Tarte à l'orange **
Tarte au citron**
Sorbets*
Nougat glacé au coulis de framboises**

Comme nous l'avons fait au chapitre de la méthode, nous allons, face à cette carte, envisager successivement les deux cas de figure, perte de poids (Phase I) et maintien de l'équilibre pondéral (Phase II).

Si vous êtes en Phase I

Voilà ce qu'il conviendra de choisir :

• *Apéritif* : jus de tomate ou Perrier-tranche.

• *Entrée* : vous pourrez choisir toutes les entrées sauf celles qui comprennent des glucides même en faible quantité.

* Plats comportant des glucides, mais en faible quantité.
** Plats comportant des glucides en quantité suffisante pour constituer un écart.

En PHASE I : évitez de choisir tous les plats comportant des astérisques.

En PHASE II : aucune restriction sur les plats comportant *un seul astérisque*. Mais évitez de choisir plus d'un plat comportant *deux astérisques*.

Il faudra donc éviter :

— le saucisson de canard au foie gras*
— les raviolis de langoustines aux choux**
— le foie gras chaud à la crème de lentilles**
— le medley d'huîtres et de noix de Saint-Jacques au caviar*

• *Plat principal* : De la même façon, vous pourrez choisir tous les plats sauf ceux qui comprennent des glucides, ou en sont accompagnés, ce qui est le cas lorsqu'ils sont servis avec des pâtes fraîches.

En phase I, il vous faudra donc éviter de porter votre choix sur :

— l'étuvée de homard et de noix de Saint-Jacques aux truffes**,
— le rôti d'agneau aux herbes, en croûte de sel**,
— la mignonnette de chevreuil poêlée à l'aigre-doux*.

Il faudra éviter ces trois plats, car les deux premiers sont servis avec des pâtes fraîches et le troisième est accompagné d'une sauce à base de coings et d'airelles.

• *Dessert* : Fromage exclusivement.

• *Boisson* : Eau ou éventuellement un petit verre de vin que l'on boira en fin de repas sur le fromage.

Il est bien évident que l'on s'abstiendra totalement de manger du pain au cours de ce repas.

Si vous êtes en Phase II

Comme vous le savez, vous pouvez tout vous permettre à ce stade pour autant que vous gériez convenablement vos écarts.

Commencez donc par identifier ce qui pourrait constituer un écart, c'est-à-dire tout ce qui peut comporter des glucides en quantité importante.

Voici donc les plats qui devront rentrer dans cette rubrique :

— Foie gras chaud à la crème de lentilles (à cause des lentilles)**,
— Ravioli de langoustines aux choux**,
— les deux plats servis avec des pâtes fraîches (étuvée de homard et rôti d'agneau)**,
— les desserts**.

Si vous décidez de manger un dessert, ce que je vous encourage à faire car ils sont comme le reste excellents, évitez de prendre l'un des deux plats qui comportent des pâtes fraîches.

Si en revanche vous ne pouvez pas résister devant les pâtes fraîches, évitez de choisir comme entrée les plats que nous avons déjà mentionnés comme « écart », et si vous voulez malgré tout un dessert, prenez plutôt un sorbet*, un gratin de fruits* ou une crème caramélisée* qui sont faiblement chargés en glucide.

Comme toujours, vous éviterez de manger le pain (maison chez Robuchon) mais vous pourrez en revanche boire ce qu'il vous plaira (toujours raisonnablement cependant) en commençant par un verre de champagne s'il vous semble nécessaire de prendre un apéritif.

Conclusion

En lisant ce livre, vous avez, j'ose le croire, trouvé les réponses aux questions que vous vous posiez. J'espère en tout cas qu'il vous a plu.

Pour ma part j'ai pris beaucoup de plaisir à l'écrire, car il m'a permis de clarifier et d'ordonner dans mon esprit des choses que j'y avais jetées pêle-mêle pendant plusieurs années.

Ce travail de synthèse a renforcé une idée qui m'était apparue au fur et à mesure de mes recherches et qui aujourd'hui est devenue une grande conviction :

« *Nous sommes ce que nous mangeons* » !

Autrement dit, le capital physique que nous avons (ou ce qu'il en reste) est le résultat de notre alimentation passée. Notre santé et notre durée de vie sont la conséquence de notre alimentation passée. Et comme je m'adresse ici à des « managers » je peux vous affirmer, mais vous l'aviez déjà compris, que *le tonus, l'efficacité, le dynamisme, l'esprit de compétition, la rage de vaincre et de réussir dépendent étroitement du mode d'alimentation.*

Si vous parvenez à savoir gérer votre alimentation c'est en fait « votre vie » que vous pourrez gérer.

L'homme moderne n'est malheureusement plus un être raisonnable, car il a perdu toute sa sagesse. Il est aujourd'hui capable de marcher sur la Lune, mais il ne sait plus s'alimenter.

La plus grande activité des zoologistes est de se préoccuper de l'alimentation des animaux. Car ils savent que c'est à ce niveau que se trouve la clé de la survie des espèces.

Dès qu'une guenon n'est plus féconde, que la fourrure de l'ours se dégarnit, que le lion devient gentil ou que l'éléphant perd la mémoire, le zoologue commence par vérifier et ajuster la qualité de la nourriture.

Lorsque le *vulgum pecus* du presque XXIe siècle se découvre au petit matin des plaques sur la figure, une migraine à se taper la tête contre les murs et une haleine plus fétide qu'une bouche d'égout, il est fort probable que le médecin qu'il consultera ne lui posera même pas la question de savoir comment il s'alimente. Les animaux et les machines ont droit à toutes les attentions, les êtres humains à aucune.

Si votre pompiste vous met par erreur de l'essence ordinaire dans votre BMW vous allez faire un scandale. Car vous savez ce qui convient à votre voiture.

Si vous servez une entrecôte à une girafe il y a des chances qu'elle la refuse même si elle n'a pas mangé depuis huit jours. Car les animaux savent d'instinct ce qui ne leur convient pas. L'homme, ce mammifère supérieur, doué de l'intelligence et du langage articulé, est en fait le seul être vivant que l'on puisse nourrir avec n'importe quoi ou presque, sans qu'il s'en rende compte et manifeste sa réticence ou sa désapprobation.

Les habitudes alimentaires qui ont été prises

dans les pays industrialisés depuis quelques décennies auraient dû devenir depuis longtemps le principal sujet de préoccupation de leurs gouvernants.

Je me trouvais il y a quelque temps à Disney-World en Floride et au milieu de cette foule représentative de la population américaine, j'ai une fois encore été pris d'un profond sentiment de frayeur, devant l'importance de l'obésité aux Etats-Unis. Environ 18 % des habitants de ce pays sont obèses ou en voie de le devenir. Presque un Américain sur cinq.

L'obésité aux USA est à ce point devenue un phénomène de société qu'elle est parfaitement intégrée dans la vie de tous les jours, à telle enseigne qu'à l'entrée de Disney-World, il y a autant de chaises roulantes pour invalides que de voitures d'enfant à la disposition du public.

Cette nation qui paradoxalement est la plus puissante du monde est véritablement en voie de dégénérescence. Si telle est la rançon du progrès, on peut se poser des questions.

Cette situation, comme le dénoncent de trop rares experts, est le fait d'une intoxication collective aux mauvais glucides. Et ce qui est le plus inquiétant c'est que la plus grosse proportion d'obèses aux USA se trouve parmi les jeunes. Ceci prouve bien que le phénomène est lié aux déplorables habitudes alimentaires qui se sont développées après la dernière guerre.

Dieu merci nous n'en sommes pas encore là en France et je pense que grâce à nos ressources culturelles et nos traditions culinaires nous avons les moyens de résister.

Pourtant, même si le phénomène est aujourd'hui embryonnaire dans notre pays, il tend néanmoins à se développer. Et il suffit pour s'en convaincre de noter le nombre impressionnant de « fast food » qui ces dernières années se sont installées dans nos grandes villes. D'autre part, quand on regarde les statistiques de consommation nationale de boissons sucrées, et particulièrement leur courbe ascendante, on a tout lieu de penser que le processus d'intoxication collective est malheureusement bien amorcé.

Cédant à la publicité et surtout à la facilité, nous encourageons involontairement nos enfants à adopter des habitudes alimentaires que nous n'accepterions pas pour nous-mêmes. Dans quelques années, il sera peut-être trop tard pour agir.

D'aucuns sauront, avec force détails, vous expliquer comment amener le moteur d'une voiture jusqu'à 200 000 km. Mais jusqu'à quel âge sauront-ils pousser la vie de leurs enfants ? Le drame, c'est qu'ils n'en ont même pas le souci.

L'organisme humain est une « machine » extraordinaire, capable d'encaisser tellement d'excès que l'homme ne sait jamais à quel moment il a dépassé la zone rouge.

Les femmes sont plus résistantes que les hommes, car elles sont douées d'une plus grande sensibilité. Et je ne parle ici que de sensibilité physique. Elles peuvent donc plus facilement adopter (et par force) une conduite plus raisonnable, et ainsi tout au cours de leur existence ménager leur organisme.

L'homme, du fait de sa virilité, ne connaît pas par nature ses limites. Il a donc tendance à tirer sur la corde au maximum, tout au moins tant qu'elle résiste. Il encaisse avec la résistance d'un roc, tous les excès dont il se rend coupable. Et puis un jour, tel le géant aux pieds d'argile, il s'écroule.

Toutes les erreurs alimentaires que vous avez faites depuis votre enfance ont été enregistrées par votre organisme qui à chaque fois a mis en route une procédure d'exception pour les traiter. Très souvent vous avez vu apparaître les effets secondaires de ce « traitement » sous la forme de différents symptômes (maux de tête, troubles gastriques, troubles intestinaux, crises de foie). C'était déjà le signe d'une saturation de l'organisme, mais aussi d'un affaiblissement de celui-ci qui se traduisait par une plus grande sensibilité.

Les troubles, donc les symptômes, sont différents d'un individu à l'autre. Mais la cause est toujours la même, c'est une mauvaise gestion de son alimentation.

Félicitez-vous, car dans votre malheur vous avez de la chance. J'entends par là qu'en cherchant à régler un problème d'embonpoint vous aurez peut-être trouvé la solution à tous les autres maux dont vous pouviez souffrir et notamment à celui d'une vitalité insuffisante.

C'est exactement ce qui m'est arrivé il y a quelques années.

Lorsque j'étais étudiant, j'étais inscrit dans un institut dont les études conduisent par nature vers la haute administration, voire la politique, ce qui n'a pas été mon cas.

Le premier jour de la rentrée, le directeur nous a réunis pour nous communiquer le message suivant :

« En tant que directeur de cet institut je n'aurai pendant toute la durée de vos études qu'une seule ambition : *vous apprendre à lire, à écrire et à parler.* »

En écrivant ce livre je n'avais pour ma part d'autre ambition que de *vous apprendre à manger*.

ANNEXES

ANNEXE N° 1

CLASSIFICATION DES ALIMENTS AUTORISÉS PHASE I : PERTE DE POIDS

ENTRÉES	PLAT PRINCIPAL	LÉGUMES	DESSERTS
Œufs	Viandes	Tomate	Yoghourt
Charcuterie	(sauf le foie)	Épinard	Fromage blanc
Salades :	Charcuterie	Endive	Petit-suisse
- Tomate	Poissons (tous)	Laitue	Fromages
- Haricot vert	Volaille	Cresson	
- Endive	Lapin	Mâche	
- Concombre	Homard	Pissenlit	
- Chou-fleur	Langouste	Aubergine	
Radis	Œufs	Céleri	
Poireau		Chou	
Laitue, etc.	*Accompagnement*	Chou-fleur	
Céleri		Choucroute	
Champignons	Beurre	Haricot vert	
Asperge	Huile d'olive	Navet	
Thon	Huile d'arachide	Poireau	
Saumon frais	Margarine	Poivron	
Sardine	Mayonnaise	Courgette	
Moule	Béarnaise	Brocoli	
Crabe	Sel, poivre	Fenouil	
Homard	Oignon, ail	Oseille	
Langouste	Échalote	Champignons	
	Fines herbes		

Note : Consultez attentivement le texte du chapitre Phase I pour l'utilisation optimale de ce tableau. Attention aux « PARASITES » interdits qui pourraient se trouver dans les salades (riz, maïs, croûtons...).

ANNEXE N° 2

CLASSIFICATION DES ALIMENTS AUTORISÉS PHASE II : MAINTIEN DE L'ÉQUILIBRE PONDÉRAL

ENTRÉES	PLAT PRINCIPAL	LÉGUMES	DESSERTS
Foie gras*	Viandes (toutes)	Tomate	Framboise*
Œufs	Charcuterie	Épinard	Fraise*
Charcuterie	Poissons (tous)	Endive	Mûre*
Salades :	Volaille	Laitue	Yoghourt
- Tomate	Lapin	Cresson	Fromage blanc
- Haricot vert	Homard	Mâche	Fromages
- Endive	Langouste	Pissenlit	Bavarois*
- Noix*	Œufs	Aubergine	Charlotte*
- Concombre		Céleri	Mousse
- Chou-fleur	*Accompagnement*	Chou	Chocolat*
- Champignons		Chou-fleur	Sorbet*
Radis	Beurre	Choucroute	- Gratin de framboises
Poireau	Huile d'olive	Haricot vert	- Fraises
Laitue	Huile d'arachide	Navet	
Céleri	Margarine	Poireau	
C. de palmier	Mayonnaise	Poivron	
Avocat	Béarnaise	Courgette	
Thon	Sel, poivre	Brocoli	
Saumon frais	Moutarde*	Fenouil	
Saumon fumé	Oignons	Oseille	
Sardine	Ail	Champignons	
Moule	Échalote	Salsifis*	
Crabe	Fines herbes		
Crevette			
Langoustine			
Homard			
Langouste			
Huîtres*			
Coquille St-J.*			

Note : Les aliments comportant un astérisque sont permis s'ils sont mangés en quantité raisonnable, évitez dans un même repas d'en manger plus de deux. En principe tout ce qui ne figure pas dans ce tableau est à éviter mais certains écarts sont possibles. Consultez le chapitre sur la phase II pour apprendre à gérer et maîtriser vos écarts.

ANNEXE TECHNIQUE I

par le Dr Hervé ROBERT

Ce document est plus particulièrement destiné aux médecins et professionnels de la diététique. Il a pour objet de préciser les fondements scientifiques de la méthode MONTIGNAC.

L'ÉQUILIBRE DIÉTÉTIQUE DE LA MÉTHODE MONTIGNAC

PROTÉINES

- L'alimentation sera riche en protéines
- Limiter les viandes à 150 g par jour
- Préférer les volailles
- Augmenter la consommation de poisson (minimum 300 g par semaine)
- Consommer chaque jour des laitages (calcium), de préférence écrémés.

LIPIDES

- Choisir ses lipides pour diminuer le risque cardio-vasculaire
- Limiter les graisses saturées (viande, charcuterie, œufs, laitages entiers)
- Augmenter sa consommation de graisses mono et polyinsaturées végétales (olive, tournesol, colza)
- Augmenter sa consommation de graisses polyinsaturées animales (poissons).

GLUCIDES

- Choisir ses glucides pour éviter les pics d'hyperglycémie et d'hyperinsulinisme
- Développer le goût du pain et chercher pour le petit déjeuner du bon pain (pain complet ou riche en fibres)
- Manger des céréales (au petit déjeuner)
- Manger des fruits
- Supprimer le sucre et les glucides raffinés
- Utiliser si nécessaire un édulcorant, comme l'aspartam.

FIBRES ALIMENTAIRES

- Enrichir énormément son alimentation en fibres : tant au petit déjeuner (fruits, céréales), qu'aux repas (crudités, cuidités)
- Réhabiliter les légumes secs.

BOISSONS

- Dans la phase d'amaigrissement, ne boire que de l'eau, de préférence en dehors des repas
- Dans la phase de stabilisation pondérale, on s'autorisera un 1/2 litre de vin par jour
- Supprimer les boissons sucrées du commerce (sodas)
- Eviter les alcools de distillation
- Ne pas abuser de café qui augmente le taux de cholestérol et favorise la sécrétion d'insuline.

LA COMPOSITION DES ALIMENTS

Dans la méthode MONTIGNAC, puisqu'on ne compte pas les calories et qu'on ne pèse pas les aliments, il faudra guider ses choix alimentaires en fonction de la composition biochimique de la nourriture.

Les aliments sont constitués :

- de protéines ou protides,
- de glucides ou hydrates de carbone ou sucres,
- de lipides ou graisses,
- de fibres alimentaires,
- d'eau,
- de sels minéraux,
- d'oligo-éléments,
- de vitamines.

Dans le cadre de l'amaigrissement, ce sont surtout les quatre premiers constituants qui vont nous occuper le plus longuement, mais disons quelques mots des autres éléments :

- Malgré l'existence dans nos pays d'une alimentation riche et variée, nous avons malgré tout, en raison notamment de l'appauvrissement des sols, des carences en oligo-éléments (sélénium, fer, germanium), en certains sels minéraux (magnésium) et en vitamines (ac. folique).

  Ces déséquilibres mineurs, sans donner franchement des maladies, peuvent favoriser des troubles du métabolisme qui expliquent certaines fatigues chroniques.
- Maigrir c'est perdre de la masse grasse et non pas 1 ou 2 kg en éliminant 1 ou 2 litres d'urine ! Et pourtant, certains médecins prescrivent encore des diurétiques

qui ne font qu'éliminer de l'eau. Ce type de traitement est inutile, illusoire, et même dangereux, car il favorise aussi l'élimination de sels minéraux utiles. De plus, l'organisme réagit comme une éponge et récupère l'eau perdue dès qu'il le peut...
Dans le même domaine, signalons les effets pervers des extraits thyroïdiens qui touchent peu la masse grasse mais amputent surtout la masse maigre protéique. Ils affaiblissent les muscles (crampes, fatigabilité) et peuvent entraîner de graves troubles au niveau du muscle cardiaque, sans compter les perturbations métaboliques qu'ils induisent sur le fonctionnement de la thyroïde, glande qui est finalement rarement responsable d'obésité.

LES PROTÉINES

A) GÉNÉRALITÉS

On appelle protéines les aliments apportant de l'azote, elles sont indispensables en nutrition. Ce sont de grosses molécules constituées de dizaines de milliers d'acides aminés (A.A.) qui en constituent l'élément de base.
Les acides aminés qui intéressent l'organisme humain sont au nombre d'une vingtaine. Parmi eux, huit doivent être impérativement apportés par l'alimentation, car l'organisme ne sait pas les synthétiser. Ce sont : l'Isoleucine, la Leucine, la Lysine, la Méthionine, la Phénylalanine, la Théonine, le Tryptophane et la Valine.
Les autres acides aminés peuvent être fabriqués par le corps par des réactions de transamination, ce sont : l'Alpha-alanine, l'Arginine, l'Acide aspartique, la Cystéine, l'Acide glutamique, le Glycocolle, l'Histidine, la Norleucine, la Proline, la Sérine et la Tyrosine.
Les protéines sont indispensables à l'organisme :
- pour la construction des structures cellulaires,
- comme source d'énergie après insertion dans le cycle de Krebs,
- pour constituer l'ARN et l'ADN indispensables à la reproduction,

- pour fabriquer certaines hormones et neuromédiateurs : thyroxine, adrénaline,
- pour constituer les acides biliaires, la mélanine ou les pigments respiratoires.

La ration journalière de protéines est d'environ 60 g chez l'enfant et 90 g chez l'adolescent. Chez l'adulte, elle doit représenter 15 % de l'apport énergétique journalier, soit environ 1 g/kg de poids corporel par jour avec un minimum de 55 g/j chez la femme et de 70 g/j chez l'homme.

La consommation moyenne en France est pour la viande de 89 kg/an/habitant dont 5 kg d'abats, et de 130 kg/an/h de laitages.

B) ORIGINE ALIMENTAIRE DES PROTÉINES

1) Les protéines d'origine animale

On les trouve dans la viande, la charcuterie, les volailles, le poisson, les crustacés, les œufs, le lait et les laitages. Voyons leur concentration en protéines pour 100 grammes d'aliment :

- VIANDE :
- cheval 21 g
- veau 19 g
- mouton 17 g
- bœuf 17 g
- porc 16 g
- agneau 16 g
- CHARCUTERIE :
- galantine 43 g
- merguez 30 g
- salami 25 g
- boudin noir 24 g
- saucisson cru 24 g
- rillettes 22 g
- jambon cuit 20 g
- jambon cru 15 g
- saucisse de Francfort 15 g
- boudin blanc 15 g
- pâté de campagne 14 g
- foie gras 12 g
- VOLAILLE :
- gibier 22 g
- canard 22 g
- poulet 21 g
- dinde 20 g
- ŒUF : 13 g
- POISSON :
- thon 27 g
- roussette 25 g
- mulet 22 g
- sardine, raie, truite 20 g
- maquereau 19 g
- lotte, brochet 18 g
- colin, dorade, sole 17 g
- CRUSTACÉS :
- crevettes 25 g
- langouste 23 g
- homard 16 g

- MOLLUSQUES :
- calamar 17 g
- coquille St-Jacques 17 g
- moule 11 g
- huître 8 g
- LAIT, LAITAGES :
- lait de vache 3,5 g
- lait concentré sucré 9 g
- lait concentré non sucré 7 g
- yogourt 5,2 g
- fromages 3 à 16 g

2) les protéines d'origine végétale

- soja 35 g
- germe de blé 26 g
- spiruline (algue) 25 g
- arachide grillée 25 g
- lentilles cuites 24 g
- haricots blancs cuits 21 g
- amandes 19 g
- cacao en poudre 17 g
- flocons d'avoine 14 g
- pain intégral 12 g
- maïs 9 g
- pain complet 8 g
- pâtes complètes 8 g
- chocolat 8 g
- haricots rouges cuits 8 g
- pain blanc 7 g
- riz complet cuit 3,5 g
- pâtes blanches 3 g
- pommes de terre cuites 2 g

C) VALEUR ALIMENTAIRE DES PROTÉINES

Hormis l'œuf, les différentes protéines animales ou végétales n'apportent pas l'équilibre voulu en acides aminés. L'absence d'un acide aminé constitue un « facteur limitant » qui peut gêner l'assimilation des autres acides aminés présents. L'alimentation doit donc associer protéines d'origine animale et d'origine végétale. Une alimentation basée uniquement sur des acides aminés d'origine végétale serait déséquilibrée, elle manquerait notamment de cystéine, ce qui peut provoquer des troubles des phanères (ongles, cheveux). Un apport protéique basé seulement sur la viande et les poissons serait carencé en lysine.

Ainsi pour réaliser un apport correct, il faut :

- un équilibre entre les acides aminés indispensables,
- un équilibre entre les acides aminés indispensables et les autres,
- un équilibre entre les protéines d'origine animale et végétale,
- un équilibre entre les protéines et les vitamines C et B, ainsi que les oligo-éléments.

D) POUR MAIGRIR

Rappelons que les protéines sont strictement indispensables dans l'alimentation, par ailleurs elles ne font pas grossir, on les utilise même sous forme de sachets dans les services hospitaliers pour obtenir des pertes de poids. Il n'y a donc aucune raison de réduire leur quantité, au contraire. On a même proposé des régimes très hyperprotidiques pour traiter les obésités paradoxales. On devra par contre se préoccuper de la nature des lipides auxquels elles sont associées dans les aliments.

BIBLIOGRAPHIE

- **APFELBAUM M., FORRAT C., NILLUS P.**, *Diététique et nutrition*, Ed. Masson, 1989.
- **BRINGER J., RICHARD J.L., MIROUZE J.**, *Evaluation de l'état nutritionnel protéique*, Rev. Prat., 1985, 35, 3, 17-22.
- **RUASSE J.P.**, *Les composants de la matière vivante*, Ed. L'indispensable en nutrition, 1988.
- **RUASSE J.P.**, *Des protides, pourquoi, comment?* Ed. L'indispensable en nutrition, 1987.

LES GLUCIDES

A) GÉNÉRALITÉS

Les glucides (du grec « glukus » = doux) sont des composés ternaires (carbone, hydrogène, oxygène) qu'on a longtemps appelés hydrates de carbone, car beaucoup d'entre eux répondent à la formule générale $C_n (H_2O)_n$. Mais cette appellation est chimiquement incorrecte. Ils regroupent les oses ou sucres réducteurs non hydrolysables et les corps qui par hydrolyse donnent un ou plusieurs oses.

B) LA GLYCÉMIE

Le glucose est le « carburant » principal de l'organisme. Il est stocké en réserve sous forme de glycogène dans les muscles et le foie. La glycémie représente le taux de glucose dans le sang; son taux à jeun est habituellement de 1 g/l (ou 5,5 mmol/l).

Après absorption à jeun d'un glucide, on peut étudier la variation du taux de glucose sanguin:

- dans un premier temps, la glycémie augmente (plus ou moins selon la nature du glucide),
- dans un deuxième temps, après sécrétion d'insuline par le pancréas, le taux de la glycémie baisse (quand le glucose pénètre dans les cellules),
- dans un troisième temps, la glycémie revient à la normale.

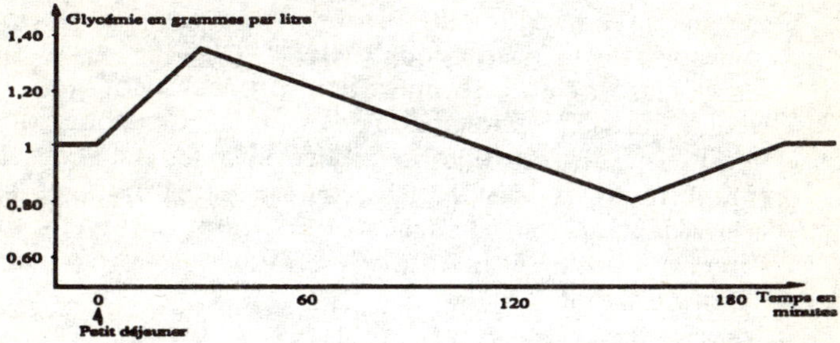

C) CLASSIFICATION DES GLUCIDES EN FONCTION DE LEUR FORMULE CHIMIQUE

1) Les oses simples (ou oligosaccharides) :

Ils sont constitués d'une molécule unique, citons :
- le glucose (fruits, miel, maïs, blé),
- le fructose (fruits, miel),
- le galactose (lait).

2) Les diholodides (ou disaccharides) :

Ils sont constitués de 2 molécules d'oses.
- Le saccharose (glucose + fructose) est extrait de la betterave ou de la canne à sucre. On le trouve aussi dans les carottes et les fruits.
- Le lactose (glucose + galactose) est le sucre du lait des mammifères.
- Le maltose (glucose + glucose) est extrait du malt, c'est le sucre de la bière.

3) Les polyosides (ou polysaccharides) :
- le glycogène du foie des animaux,
- l'amidon dont la molécule comprend environ 200 molécules de glucose. On le retrouve dans tous les féculents :

- **Céréales** blé (farine, pain, semoule, pâtes)
  maïs (pop-corn, corn-flakes)
  riz
- **Tubercule** pomme de terre
- **Racine** rutabaga
- **Graines** petits pois
  pois chiches
  haricots blancs
  lentilles
  cacahuètes

En fonction de cette classification, on a longtemps pensé que les oligosaccharides et les disaccharides ayant une structure moléculaire simple, ne nécessitaient que peu de transformation intestinale et se trouvaient donc réabsorbés rapidement au niveau de l'intestin grêle. On les avait baptisés «sucres d'absorption rapide».

Inversement les polysaccharides, à base d'amidon fait de plus de 200 molécules de glucose, devaient, pensait-on, subir une longue hydrolyse compte tenu de la complexité de leur molécule. Leur assimilation digestive était considérée comme plus longue. On les avait qualifiés de «sucres d'absorption lente».

En fait cette classification avait un caractère purement théorique, car le pic glycémique de tous les glucides pris isolément à jeun survient quasiment au même moment, 20 à 25 minutes après leur ingestion.

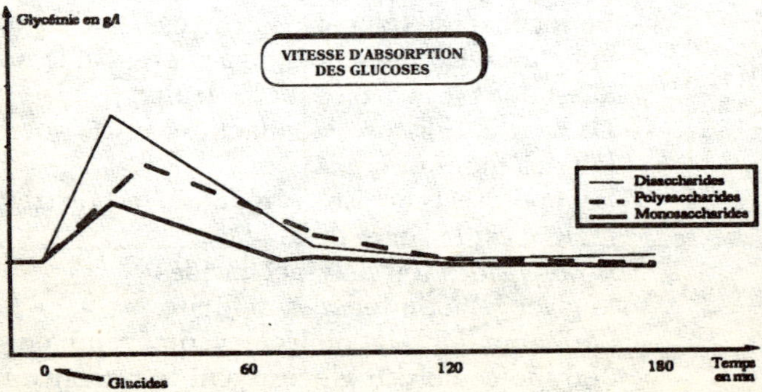

Par contre dans le cas d'une alimentation diversifiée telle qu'elle existe lors d'un repas, cette vitesse d'absorption est fonction :

- de la nature de l'aliment,
- de son mode de préparation,
- de la valeur énergétique du repas,
- de la composition du repas : la présence de fibres ou de protéines modifie la digestion de l'amidon,
- de la rapidité de vidange gastrique (elle est accélérée pour les aliments liquides).

D) L'INDEX GLYCÉMIQUE

Aussi, plutôt que de parler de vitesse d'assimilation, mieux vaut étudier les glucides en se référant à l'importance de l'augmentation de la glycémie qu'ils induisent.

Le pouvoir hyperglycémiant de chaque glucide est défini par l'index glycémique mis au point par CRAPO dès 1976. Il correspond à la surface du triangle de la courbe d'hyperglycémie induite par l'aliment testé. On donne arbitrairement au glucose l'indice 100, l'index des autres aliments est :

$$\frac{\text{surface du triangle de l'aliment testé}}{\text{surface du triangle du glucose}} \times 100$$

L'index glycémique est d'autant plus élevé que l'hyperglycémie induite par le glucide testé est plus forte.

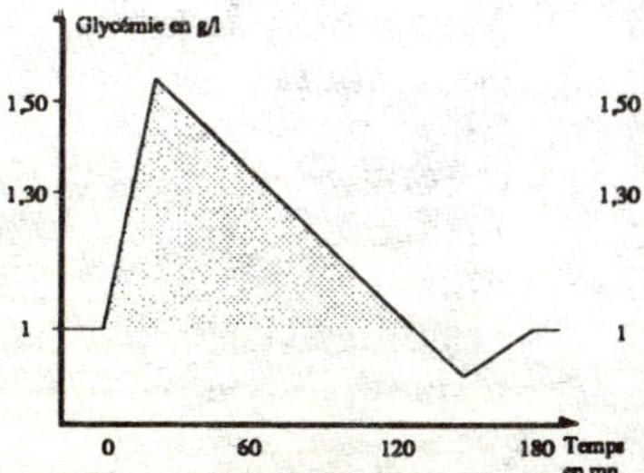

INDEX GLYCEMIQUE ELEVE

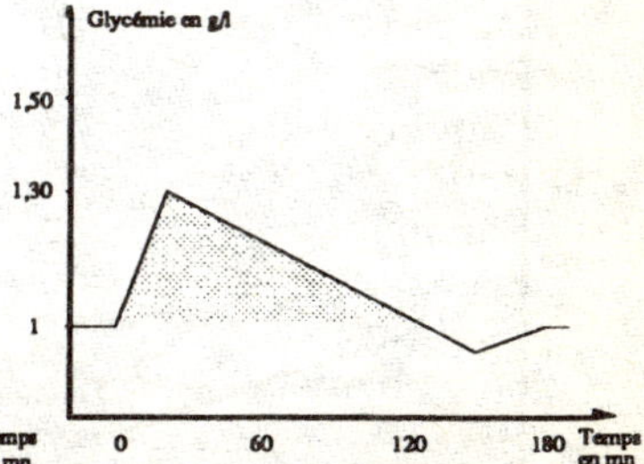

INDEX GLYCEMIQUE BAS

TABLE DES INDEX GLYCÉMIQUES

GLUCIDES A INDEX GLYCÉMIQUES ÉLEVÉS (MAUVAIS GLUCIDES)	
Maltose	110
Glucose	**100**
Pommes de terre au four	95
Pain très blanc	95
Miel	90
Purée de pommes de terre	90
Carottes	90
Corn-flakes - Pop-corn	85
Sucre (saccharose)	75
Pain blanc	70
Céréales raffinées sucrées	70
Barre chocolatée	70
Pommes de terre bouillies	70
Biscuit	70
Maïs	70
Riz blanc	70
Pain bis	65
Betterave	65
Banane	60
Fruits secs	60
Confiture	55
Pâtes blanches	55

GLUCIDES A INDEX GLYCÉMIQUE BAS (BONS GLUCIDES)	
Pain complet ou au son	50
Riz complet	50
Petits pois	50
Céréales complètes sans sucre	50
Flocons d'avoine	50
Jus de fruits frais (sans sucre)	40
Pain de seigle complet	40
Pâtes complètes	40
Haricots rouges	40
Pois secs	35
Pain intégral	35
Laitages	35
Haricots secs	30
Lentilles	30
Pois chiches	30
Pâtes intégrales	30
Fruits frais	30
Marmelade de fruits (sans sucre)	25
Chocolat noir (> 60 % de cacao)	22
Fructose	20
Soja	15
Légumes verts, tomate, citron	<15

Notons que le traitement industriel des aliments augmente leur index glycémique (corn-flakes 85, maïs 70). On peut considérer que lorsque l'index glycémique est égal ou supérieur à 60, le pic important de glycémie favorise un hyperinsulinisme. Pour des raisons de simplification pédagogique, nous parlerons de

« mauvais glucides ». Par contre les autres glucides à index glycémique égal ou inférieur à 50 seront appelés « bons glucides ».
On voit que l'index glycémique des céréales est plus bas si les fibres sont conservées. Aussi conseillons-nous de consommer des céréales et du pain complets qui gardent en plus leurs vitamines et leurs oligo-éléments.
- Composition de 100 g de farine de blé :

	farine complète	farine blanche raffinée
protéines	14 g	9,6 g
lipides	2 g	1 g
glucides	72 g	76 g
fibres	10 g	0,2 g
calcium	41 mg	16 mg
phosphore	370 mg	87 mg
magnésium	90 mg	25 mg
fer	3,3 mg	0,8 mg
Vitamine B_1	550 mg	63 mg
Vitamine B_2	116 mg	43 mg

- Etude comparative de la réponse glycémique et insulinique après absorption de farine complète ou de farine raffinée chez des sujets sains et chez des diabétiques non insulino-dépendants :

	farine complète	farine raffinée	%
Sujets sains Surface du triangle de la glycémie en mmol/l/mn	93	141	+ 51,6
Surface du triangle de l'insulinémie en mU/l/mn	3 095	3 992	+ 29,0
Sujets diabétiques Surface du triangle de la glycémie	553	683	+ 23,5
Surface du triangle de l'insulinémie	3 397	4 157	+ 22,3

On voit que la présence des fibres dans la farine complète diminue l'hyperglycémie et hyperinsulinisme.

- Influence du degré de broyage des amidons :

La courbe ci-dessous montre bien que le pic glycémique est bien moindre pour un riz complet que pour un riz blanc moulu.

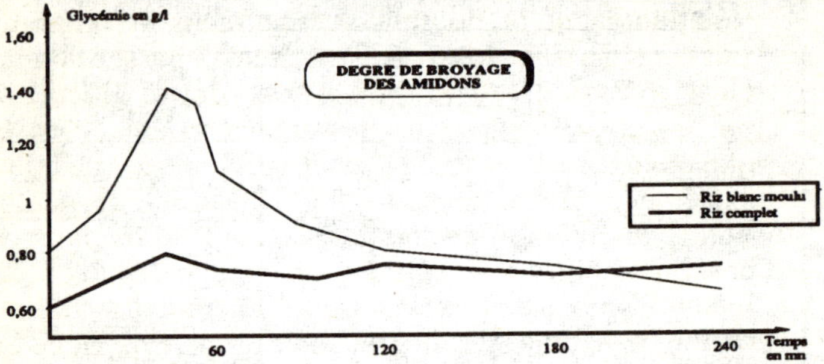

Par ailleurs :

- l'index glycémique augmente avec la cuisson des aliments
- l'index glycémique baisse lors d'un repas mixte : il est de 65 pour des spaghettis pris seuls, mais s'abaisse à 30 si les pâtes sont absorbées dans le cadre d'un repas composé où le temps de vidange gastrique est ralenti par la présence d'aliments protido-lipidiques.

En fait, l'hyperinsulinisme induit par chaque glucide est encore plus important que l'hyperglycémie produite. La mise au point d'un indice d'insulinémie est souhaitable et permettra à l'obèse de mieux choisir les glucides qu'il peut consommer.

E) LA GLUCONÉOGÉNÈSE

Le glucose est le « carburant » de l'organisme où il est stocké sous forme de glycogène. Mais le glycogène n'a pas pour unique source le glucose provenant des glucides de l'alimentation. Le cycle de Krebs est la plaque tournante du métabolisme : en cas de nécessité, l'organisme est capable de fabriquer du glucose à partir des acides aminés ou des acides gras.

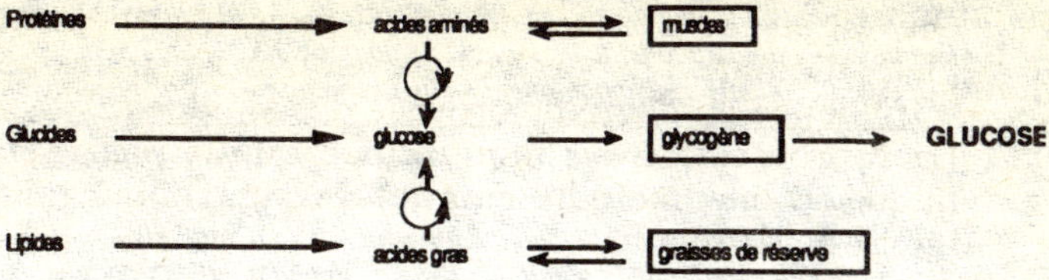

En allant jusqu'au bout de ce raisonnement, on pourrait considérer que l'organisme peut se passer de glucides, puisqu'il sait fabriquer son propre glucose à partir des acides gras ou des acides aminés, c'est la gluconéogénèse. ATKINS avait pris cette position extrême, supprimant tous les glucides de l'alimentation, pour obtenir un amaigrissement. Mais dans ce cas on obtient une cétose, facteur de troubles du métabolisme. De plus, il ne faisait aucune discrimination au niveau des lipides, et son régime trop riche en graisses favorisait l'apparition de maladies cardio-vasculaires. La méthode MONTIGNAC évite cet écueil, en gardant dans la Phase I d'amaigrissement tous les glucides de faible index glycémique, et en réintroduisant dans la Phase II de stabilisation pondérale, de nombreux glucides à index glycémique moyen.

Certaines mères de famille comprendront mieux, maintenant, l'erreur qu'elles commettaient : elles considéraient que leurs enfants avaient besoin de « sucre » pour le bon fonctionnement de leur cerveau et de leurs muscles. Aussi leur mettaient-elles trop de sucre en poudre ou de sucres en morceaux (saccharose) dans leurs aliments et laissaient leur progéniture abuser de miel, de confiture, de confiseries et de boissons outrageusement sucrées. Elles ne savaient pas que l'organisme n'a besoin que de glucose dont l'apport quantitatif est parfaitement réalisé, même si on réduit les quantités de saccharose apportées par l'alimentation.

BIBLIOGRAPHIE

- **BANTLE J.P., LAINE D.C.**, *Post prandial glucose and insulin responses to meals containing different carbohydrates in normal and diabetic subjects*, New Engl. J. Med. 1983, 309, 7-12.

- **BORNET F.**, *Place des glucides simples et des produits amylacés dans l'alimentation des diabétiques en 1985*, Fondation RONAC, Paris.
- **CRAPO P.A.**, *Plasma glucose and insulin responses to orally administred simple and complex carbohydrates*, Diabetes 1976, 25, 741-747.
- **CRAPO P.A.**, *Post prandial plasma glucose and insulin response to different complex carbohydrates*, Diabetes 1977, 26, 1178-1183.
- **CRAPO P.A.**, *Comparison of serum glucose-insulin and glucagon responses to different types of carbohydrates in non insulin dependant diabetic patients*, Am. J. Clin. Nutr. 1981, 34, 84-90.
- **CHEW L.** *Application of glycemic index to mixed meals*, Am. J. Clin. Nutr. 1988, 47, 53-56.
- **DANQUECHIN-DORVAL E.**, *Rôle de la phase gastrique de la digestion sur la biodisponibilité des hydrates de carbone et leurs effets métaboliques*, Journées de diabétologie de l'Hôtel-Dieu 1975.
- **DESJEUX J.F.**, *Glycémie, insuline et acides gras dans le plasma d'adolescents sains après ingestion de bananes*, Med. et Nutr. 1982, 18, 2, 127-130.
- **FEWKES D.W.**, *Sucrose*, Science Progres 1971, 59, 25, 39.
- **GABREAU T., LEBLANC H.**, *Les modifications de la vitesse d'absorption des glucides*, Med. et Nutr. 1983, XIX, 6, 447-449.
- **GUILLAUSSEAU P.J., GUILLAUSSEAU-SCHOLER C.**, *Effet hyperglycémiant des aliments*, Gaz. Med. Fr. 1989, 96, 30, 61-63.
- **HEATON K.W.**, *Particule size of wheat, maïze and oat test meals : effects on plasma glucose and insulin responses and on the rate of starch digestion in vitro*, Am. J. Clin. Nutr. 1988, 47, 675-682.
- **HERAUD G.**, *Glucides simples, glucides complexes.*
- **HODORA D.**, *Glucides simples, glucides complexes et glucides indigestibles*, Gaz. Med. Fr. 1981, 88, 37, 5, 255-259.
- **JENKINS D.J.A.**, *Glycemic index of foods : a physiological basis for carbohydrates exchange*, Am. J. Clin. Nutr. 1981, 34, 362- 366.
- **JENKINS D.J.A.**, *Dietary carbohydrates and their glycemic responses*, JAMA 1984, 2, 388-391.
- **JENKINS D.J.A.**, *Wholemeal versus wholegrain breads : proportion of whole or cracked grains and the glycemic response*, Br. Med. J. 1988, 297, 958-960.
- **JIAN R.**, *La vidange d'un repas ordinaire chez l'homme : étude par la méthode radio-isotopique*, Nouv. Presse Med. 1979, 8, 667-671.
- **KERIN O'DEA**, *Physical factor influencing post prandial glucose and insulin responses to starch*, AM. J. Clin. Nutr. 1980, 33, 760-765.
- **NOUROT J.**, *Relationship between the rate of gastric emptying and glucose insulin responses to starchy food in young healthy adults*, Am. J. Clin. Nutr. 1988, 48, 1035-1040.
- **NATHAN D.**, *Ice-cream in the diet of insulin-dependant diabetic patients*, JAMA 1984, 251, 21, 2825-2827.
- **NICOLAIDIS S.**, *Mode d'action des substances de goût sucré sur le métabolisme et sur la prise alimentaire. Les sucres dans l'alimentation*, Cool. Sc. Fond. Fr. Nutr. 1981.
- **O'DONNEL L.J.D.**, *Size of flour particles and its relation to glycemia, insulinoemia and calonic disease*, Br. Med. J. 17 June 1984, 298, 115-116.

- **REAVEN C.**, *Effects of source of dietary carbohydrates on plasma glucose and insulin to test meals in normal subjects*, Am. J. Clin. Nutr. 1980, 33, 1279-1283.
- **ROUX E.**, *Index glycémique*, Gaz. Med. Fr. 1988, 95, 18, 77-78.
- **RUASSE J.P.**, *Des glucides, pourquoi, comment?* Collection « L'indispensable en nutrition », 1987.
- **SCHLIENGER J.L.**, *Signification d'une courbe d'hyperglycémie orale plate; comparaison avec un repas d'épreuve*, Nouv. Pr. Med. 1982, 52, 3856-3857.
- **SLAMA G.**, *Correlation between the nature of amount of carbohydrates in intake and insulin delivery by the artificial pancreas in 24 insulin-dependant diabetics*, Diabetes 1981, 30, 101-105.
- **SLAMA G.**, *Sucrose taken during mixed meal has no additional hyperglyceamic action over isocaloric amounts of starch in well-controled diabetics*, Lancet, 1984, 122-124.
- **STACH J.K.**, *Contribution à l'étude d'une diététique rationnelle du diabétique : rythme circadien de la tolérance au glucose, intérêt du pain complet, intérêt du sorbitol*, Thèse pour le doctorat en Médecine, Caen 1974.
- **THORBURN A.W.**, *The glycemic index of food*, Med. J. Austr. May 26 th 198? 144, 580-582.
- **VAGUE P.**, *Influence comparée des différents glucides alimentaires sur la sécrétion hormonale. Les sucres dans l'alimentation*, Collection Scientifique de la Fondation Française pour la Nutrition.

LES LIPIDES

A) GÉNÉRALITÉS

Les lipides ou graisses sont indispensables dans l'alimentation car :

- ils fournissent de l'énergie,
- ils permettent de constituer des graisses de réserve,
- ils sont à l'origine de la formation des membranes des cellules,
- ils entrent dans la composition des tissus et notamment du système nerveux,
- ils permettent la fabrication d'hormones, des prostacyclines, des thromboxanes et des leucotriènes,
- ils sont à la base de la formation des sels biliaires,
- ils constituent la seule source d'acides gras dits essentiels que sont l'acide linoléique et l'acide alpha-linolénique,
- ils véhiculent les vitamines liposolubles A, D, E et K,
- ils jouent un rôle capital en pathologie cardio-vasculaire.

La consommation quotidienne de lipides devrait représenter 30 % de notre alimentation, mais en France elle approche les 45 %. Les lipides que nous absorbons sont pour 70 % d'origine animale et pour 30 % d'origine végétale. La consommation moyenne de corps gras est par an et par habitant de 6 litres d'huile, 6 kg de beurre et 2 kg de margarine.

B) BIOCHIMIE DES LIPIDES

Les corps gras sont constitués à 98 % de triglycérides qui sont des esters résultant de l'union de 3 molécules d'acides gras sur une molécule d'alcool, le glycérol. Deux pour cent sont des phospholipides (et notamment des lécithines), des stérols (dont le cholestérol et l'ergostérol) et des vitamines liposolubles.

Parmi les acides gras, on distingue les acides gras saturés, monoinsaturés et polyinsaturés : un acide gras est constitué d'une chaîne d'atomes de carbone plus ou moins longue, sur laquelle se fixent des atomes d'hydrogène. Il arrive que ces atomes de carbone aient entre eux une double liaison.

- S'il n'y a aucune double liaison, les acides gras sont saturés. Le plus fréquemment rencontrés dans l'alimentation sont les acides laurique, myristique, palmitique et stéarique.
- S'il y a une seule double liaison, l'acide gras est monoinsaturé : le plus courant est l'acide oléique.
- S'il y a plusieurs doubles liaisons, les acides gras sont polyinsaturés : l'acide linoléique et l'acide alpha-linolénique sont les plus importants, il est indispensable de les apporter par l'alimentation car l'organisme ne sait pas les fabriquer.

C) LES ACIDES GRAS INDISPENSABLES

Ils appartiennent aux acides gras polyinsaturés :

1) L'acide linoléique (C18 : 2n-6 ou en omega 6) :

- On le trouve dans les huiles de tournesol, de maïs et de pépins de raisin.
  Il entre dans la composition des membranes cellulaires et les échanges neuronaux dépendent en grande partie de son intégrité. Il neutralise les radicaux libres cancérigènes, prévenant notam-

ment le cancer de la peau chez la souris. Il est un précurseur des prostaglandines et des prostacyclines.
Il diminue l'agrégabilité plaquettaire et la pression sanguine.

- Sa carence entraîne :
  - des troubles de la croissance,
  - des modifications cellulaires touchant la peau, les muqueuses, les glandes endocrines et les organes génitaux,
  - des troubles de fonctionnement des mitochondries,
  - des anomalies dans le transport des lipides sanguins.
- L'apport conseillé est de 25 g par jour, cette quantité est obtenue en consommant :
  - 35 g d'huile de tournesol,
  - 37 g d'huile de noix,
  - 45 g d'huile de maïs,
  - 50 g d'huile de soja,
  - 55 g de margarine au tournesol,
  - 83 g d'huile d'arachide.

2) ***L'acide alpha-linolénique*** (C18 : 3n-3 ou en omega 3) ex. Vitamine F

- On le trouve surtout dans les huiles de colza, de noix, de soja et de germes de blé ainsi que dans les lécithines et les algues.
  On en trouve peu dans les huiles d'arachides, de tournesol, de maïs et de pépins de raisin.
- Sa carence donne :
  - des anomalies structurales des membranes cellulaires,
  - des perturbations au niveau de la rétine lors des stimulations lumineuses,
  - des altérations des performances d'apprentissage,
  - une moindre résistance à l'alcool,
  - des anomalies de la transmission nerveuse par trouble de l'équilibre ionique, la Na-K-ATPase ayant son activité diminuée de moitié.
- La quantité nécessaire est de 2 à 3 g par jour.

- Nombre de grammes d'acide alpha-linolénique apportés par 100 g d'huile :
  - huile de colza : 8,0 g
  - huile de soja : 6,0 g
  - huile de maïs : 0,9 g
  - huile d'arachides : 0,8 g
  - huile d'olive : 0,5 g
  - huile de tournesol : 0,5 g
  - huile de pépins de raisin : 0,5 g

3) ***L'acide arachidonique*** (C20 : 4n-6)

Peut être considéré aussi comme indispensable car l'organisme a parfois du mal à le synthétiser à partir de l'acide linoléique. Il est présent dans les graisses animales. Il est nécessaire à la formation des icosanoïdes de type 2 qui ont un rôle capital de médiateurs de l'inflammation.

D) ORIGINE DES LIPIDES

On les trouve dans les tissus animaux et dans les végétaux.

1) ***Lipides d'origine animale :***

Quantité de lipides dans 100 g d'aliments :

• <u>Viandes</u>

- Cheval : 2 g			
- Bœuf	: 4 à 25 g	- steak ou rôti :	4 g
		- collier :	7 g
		- côtes :	13 g
		- jarret :	20 g
		- hamburger :	25 g
- Veau	: 2 à 15 g	- cervelle :	9 g
		- filet :	10 g
		- côtes :	15 g
- Porc	: 2 à 25 g	- noix :	2 g
		- épaule :	7 g
		- côtelette :	25 g
		- rôti :	25 g
- Mouton	: 5 à 30 g	- gigot :	16 g
		- collier :	17 g
		- épaule :	25 g
		- côtelette :	30 g

• <u>Charcuterie</u>

jambon maigre, noix de jambon sec, tripes, filet de bacon, rôti de porc cuit :	8 g
jambon sec, andouillettes, pâté de tête, pâté en croûte :	10 à 20 g
saucisses, saucisson cuit, pâté de foie, pâté de campagne, boudin noir :	20 à 30 g
saucisson sec, saucisse sèche :	30 à 40 g
rillettes, salami, foie gras :	40 à 50 g
lard :	70 g

• <u>Œuf</u>	œuf entier	10 g
	blanc d'œuf	0 g
	jaune d'œuf	33 g
• <u>Volailles</u>	poulet sans peau	7 g
	poulet avec peau	12 g

• <u>Laitages et fromages</u>

f. blanc frais 0 %	0 g
petit-suisse 40 % MG	10 g
petit-suisse 60 % MG	18 g
yogourt nature	1,5 g

	canard	10 g	yogourt maigre	0,1 g
	lapin	10 g	fromage de chèvre	15 g
	poule	30 g	brie, camembert	17 g
• Lait	lait écrémé	0,1 g	munster, Pont-l'évêque	21 g
	lait 1/2 écrémé	1,7 g	fromage fondu	22 g
	lait entier	3,5 g	gouda, tomme, cantal	22 g
	lait concentré		gruyère	32 g
	sucré	10 g	bleu, roquefort	34 g
• Poissons	poissons maigres : sole, colin, raie			2 g
	poissons demi-gras : sardine, hareng, saumon			4 à 8 g
	poissons gras : maquereau, thon			10 à 15 g
• Crustacés	crabe	2 g	• Coquillages huîtres	2 g
	crevettes	3 g	moules	2 g
• Mollusques	coquilles St-Jacques	1 g		

2) Lipides d'origine végétale :

- Arachide,
- Maïs,
- Tournesol,
- Pépins de raisin,
- Noix,
- Colza nouveau (sans acide érucique),
- Soja,
- Coprah,
- Palme.

E) CLASSIFICATION DES LIPIDES SELON LEURS ASSOCIATIONS

1) Lipides quasi purs :

- huiles : 100 g de lipides pour 100 g d'aliment
- saindoux : 94 g
- margarine : 82,5 g
- beurre : 81 g
- beurre allégé : 42 g
- crème à 30 % MG : 30 g

2) Association Lipides-Protides :

- viande,
- charcuterie,
- œuf,
- poisson,
- crustacés,
- lait, laitages,
- fromage.

3) Association Lipides-Glucides :

	Lipides (en g)	Glucides (en g)
- Foie gras	10	50
- Foie	5	4
- Poisson pané	9	7
- Huître	2	4

- Coquille St-Jacques	1	3
- Lait	3,5	5
- Lait condensé sucré	10	54
- Potage en sachet	11	55
- Sauce avec farine	12	51
- Noix	51	5
- Amandes	55	15
- Arachide grillée salée	50	20
- Olive noire	36	27
- Avocat	17	5
- Soja	17	32
- Pâtes aux œufs	2	24
- Frites, chips	40	50
- Fromage de chèvre	15	15
- Noix de coco	62	7
- Marrons (purée)	3	38
- Chocolat noir	27	54
- Biscottes	4	75
- Croissant	40	47
- Crème glacée	7	25
- Tarte aux pommes	8	28
- Gaufrettes	20	73

F) CLASSIFICATION DES LIPIDES SELON LEUR ACTION SUR LE CHOLESTÉROL

1) Les acides gras saturés

- Ils augmentent le taux de cholestérol.
- Certains de façon nette : ceux contenus dans les viandes, la charcuterie, le lait, les laitages, le fromage et les œufs.
- Certains de façon plus discrète : ceux contenus dans les volailles (sans peau) et les crustacés.

2) Les acides gras monoinsaturés et polyinsaturés

- Ils contribuent à faire baisser le taux de cholestérol.

  a) Les acides gras monoinsaturés se trouvent dans l'huile d'olive.

  b) Les acides gras polyinsaturés végétaux se trouvent dans le tournesol, le maïs, les pépins de raisin, le colza et l'arachide.

  c) Les acides gras polyinsaturés animaux se trouvent dans les huiles de poisson.

G) CONSOMMATION DES LIPIDES

La consommation moyenne recommandée par jour est de :

- 70 g à 90 g chez l'homme,
- 60 g à 80 g chez la femme.

Actuellement, notre consommation comprend environ :

- 60 % d'acides gras saturés,
- 33 % d'acides gras monoinsaturés,
- 7 % d'acides gras polyinsaturés,

Pour prévenir les maladies cardio-vasculaires, l'Organisation Mondiale de la Santé préconise plutôt la répartition suivante :

- 25 % d'acides gras saturés,
- 25 % d'acides gras monoinsaturés,
- 50 % d'acides gras polyinsaturés.

Il faut essayer d'appliquer cette répartition de lipides en consommant plus de poisson, moins de viande et en enrichissant notre alimentation en huiles végétales.

BIBLIOGRAPHIE

- **BOURRE J.M. - DURAND G.**, *The importance of dietary linoleic acid in composition of nervous membranes*, Diet and life style, new technology De M.F. Mayol 1988, John Libbey Eurotext Ldt, p. 477-481.
- **DYERBERG J.**, *Linolenic acid and eicospentaenoic acid*, The Lancet, 26 janvier 1980, p. 199.
- **JACOTOT B.**, *Olive oil and the lipoprotein metabolism*, Rev. Fr. des Corps Gras 1988, 2, 51-55.
- **MAILLARD C.**, *Graisses grises*, Gazette Med. de Fr. 1989, 96, n° 22.
- **RUASSE J.P.**, *Des lipides, pourquoi, comment ?* Coll. L'indispensable en nutrition.
- **VLES R.O.**, *Connaissances récentes sur les effets physiologiques des margarines riches en acide linoléique*, Rev. Fr. des Corps Gras 1980, 3, 115-120.

Documentation Astra-Calvé :

- L'essentiel sur les acides gras polyinsaturés
- Lipides et santé. Quelles vérités ?
- Connaissance des corps gras
- Mémento des corps gras

LES FIBRES ALIMENTAIRES

A) DÉFINITION

Certains les classent parmi les glucides non digestibles. En fait, on les définit comme « des résidus de cellules végétales résistant à l'action des enzymes de l'intestin grêle, mais partiellement hydrolysés par la flore bactérienne colique ».

B) LES PRINCIPALES FIBRES

On distingue :
- la cellulose,
- l'hémi-cellulose,
- la lignine,
- la pectine,
- les gommes.

C) RÉPARTITION DES FIBRES

On les trouve dans les céréales, les légumes verts et secs, les fruits, et les algues.

- Dans les céréales, on a :
  - de la cellulose,
  - de l'hémi-cellulose,
  - de la lignine,
  - peu de pectine,
  - il y a 50 % de fibres dans le son mais seulement 3 % dans la farine blanche.
- Dans les légumes verts, on a :
  - de la cellulose,
  - de l'hémi-cellulose,
  - de la pectine,
  - peu de lignine.
- Dans les légumes secs, on a :
  - de la cellulose,
  - de l'hémi-cellulose,
  - de la pectine,
  - des gommes,
  - peu de lignine.
- Dans les fruits, on a :
  - de la cellulose,
  - de l'hémi-cellulose,
  - de la lignine,
  - de la pectine.
- Dans les algues, on a des gommes :
  - de l'agar-agar,
  - des carraghenates,
  - des alginates.

D) RATION QUOTIDIENNE DE FIBRES

Les Français ont anormalement diminué leur consommation de fibres, ainsi ils ne consomment plus que 1,3 kg de légumes secs par an et par habitant, alors qu'ils mangeaient 7,3 kg par an et par habitant en 1925!

Actuellement, en France, on ne consomme que 20 g de fibres par jour, or l'apport journalier souhaitable est de 40 g par jour et 30 g par jour serait un minimum à respecter.

Notons que 17 g de son apportent autant de fibres que 700 g de carottes ou 1500 g de pommes...

E) SOURCE DES FIBRES ET LEUR CONCENTRATION POUR 100 G D'ALIMENTS

Produits céréaliers:

- son	40 g	- riz complet	5 g
- farine intégrale	12,5 g	- pain de campagne	4 g
- farine complète	10,5 g	- pain blanc	1 g
- pain intégral	8 g	- riz blanc	1 g
- pain complet	6 g		

Légumes secs:

- haricots secs	25 g	- lentilles	12 g
- pois cassés	23 g	- pois chiches	2 g

Fruits secs - Oléagineux:

- noix de coco sèche	24 g	- pruneaux	7 g
- figues sèches	18 g	- raisins secs	7 g
- amandes	14 g	- cacao	6 g
- dattes	9 g	- noix	5 g
- cacahuètes	8 g	- olives	5 g

Fruits frais:

- framboise	8 g	- fraise	2 g
- groseille	7 g	- orange	2 g
- poire avec peau	3 g	- melon	2 g
- pomme avec peau	3 g	- raisin	1 g
- pêche	2 g		

Légumes verts:

- petits pois cuits	12 g	- chou	4 g
- persil	9 g	- radis	3 g

- épinards cuits	7 g	- champignons	2,5 g
- petits pois en conserve	6 g	- haricots verts	2 g
- mâche	5 g	- aubergine	2 g
- poireaux	4 g	- courgette	2 g
- artichaut	4 g	- carotte	2 g
		- laitue	2 g

F) EFFETS PHYSIOLOGIQUES DES FIBRES

- Elles stimulent les sécrétions salivaires et gastriques.
- Elles assurent une réplétion gastrique, favorisant la satiété.
- Elles retardent la vidange gastrique.
- Elles favorisent la sécrétion de sels biliaires qui digèrent les lipides.
- Elles régularisent le transit colique.
- Elles augmentent le volume et l'hydratation des selles, ce qui améliore la constipation.

G) ACTION DES FIBRES EN PATHOLOGIE

1) Dans l'obésité

Certaines fibres, surtout consommées crues, forment dans les intestins un gel épais hydrophile qui tapisse les parois du tube digestif. Ce gel ralentit la vidange gastrique et crée une sorte d'écran qui limite l'absorption des glucides, diminuant ainsi l'apport énergétique des sucres et évitant les pics d'hyperglycémie postprandiaux. Cet effet est surtout obtenu avec la pectine et les gommes.

Or, un des problèmes majeurs des sujets victimes d'une surcharge pondérale est l'hyperinsulinisme et l'insulino-résistance favorisés par les pics d'hyperglycémie provoqués par la consommation de certains glucides.

- La pectine se trouve surtout dans les fruits (notamment la pomme), les petits pois et les flageolets.

Une pomme contient 12,5 g de glucides assimilables et 2,5 g de fibres (pectine + cellulose).

Les travaux d'Holt montrent que 14,5 g de pectine diminuent considérablement la réaction glycémique après ingestion de 50 g de glucose.

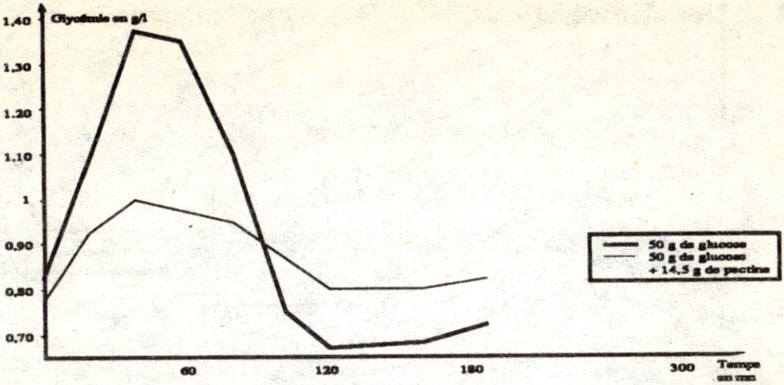

- Les gommes : la plus utilisée est la gomme-guar produite industriellement à partir d'un haricot indien. Les légumes et l'avoine en contiennent un peu. TAGLIAFERO montre bien l'effet d'une dose de 8 g/jour en 2 prises après perfusion de glucose sur la glycémie et l'insulinémie :

	Sans gomme	Avec gomme
Glycémie	136 ± 9	123 ± 5
Insulinémie	13 ± 3	10 ± 1,5

La gomme-guar améliore la sensibilité périphérique à l'insuline et diminue l'insulino-résistance, par une moindre stimulation des lymphocytes « B », liée au nivellement des pics glycémiques postprandiaux. JENKINS prouve que la prise quotidienne de 14,5 g de gomme-guar supprime tout pic glycémique après un repas et abaisse de plus de 50 % la sécrétion insulinique.

- Les travaux de MONNIER montrent également que l'addition de fibres diminue la réaction hyperglycémique postprandiale :

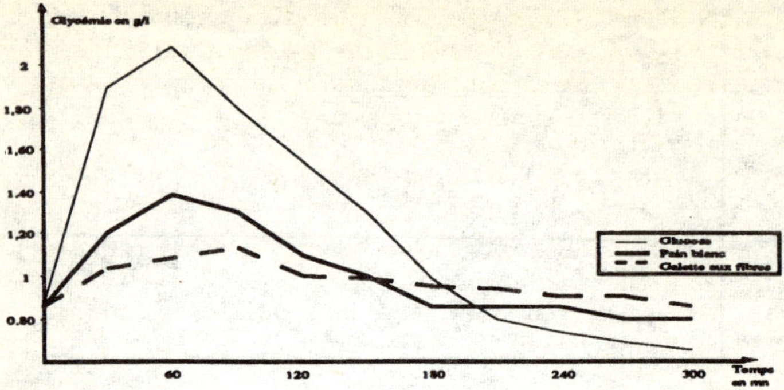

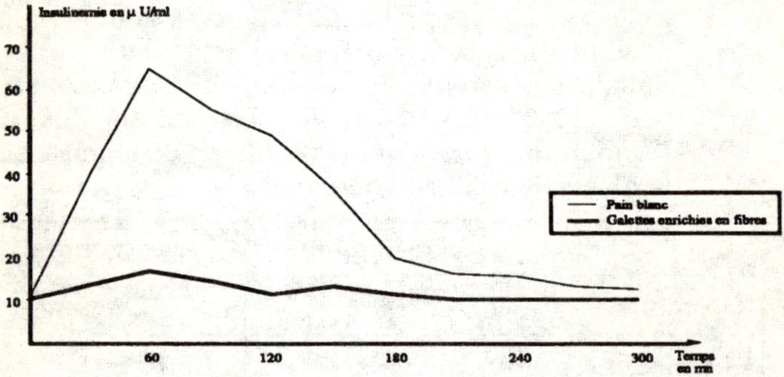

La réponse insulinique est en partie induite et stimulée par le système entéro-hormonal (gastric inhibitory polypeptide GIP) et entéro-glucagon. L'adjonction de fibres amène une baisse de la réponse du GIP et de l'entéro-glucagon. De plus, avec les fibres, on a une disparition de l'hypoglycémie réactionnelle en raison soit de la baisse de la réaction insulinique, soit de la réactivation de la sécrétion de glucagon pancréatique 3 heures après le début de la prise alimentaire.

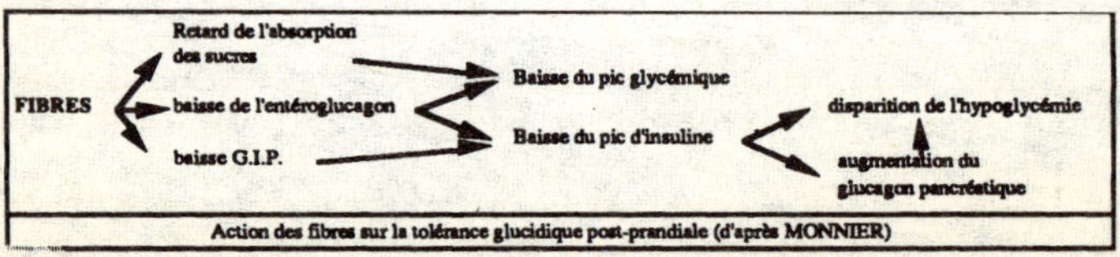

Action des fibres sur la tolérance glucidique post-prandiale (d'après MONNIER)

2) ***Dans le diabète:*** on retrouve les mêmes effets bénéfiques au niveau de la tolérance glucidique. MIRANDA a montré que 20 g de fibres abaissent la glycémie du diabétique de 13 à 57 %.

3) ***Dans l'hypercholestérolémie***

Comme nous le verrons plus loin, les fibres alimentaires améliorent aussi le taux de cholestérol. ANDERSON a avancé plusieurs hypothèses sur leur mode d'action:

- Les fibres solubles se lient aux acides biliaires et interfèrent avec la formation des micelles dans l'iléon proximal, diminuant la quantité de cholestérol ou d'acides gras absorbés ou modifiant la taille des particules lipoprotéiniques formées par la muqueuse intestinale.
- Les fibres solubles augmentent l'excrétion fécale des acides biliaires et ont une influence suffisante pour perturber la synthèse hépatique des lipoprotéines.
- Les fibres solubles subissent une fermentation colique par des bactéries produisant des gaz et des acides gras à chaîne courte qui passent dans la circulation porte en modifiant la synthèse hépatique du cholestérol.

4) ***Dans les troubles digestifs***

Les fibres
- traitent la constipation,
- améliorent les colites spasmodiques,
- préviennent les lithiases vésiculaires cholestéroliques, la diverticulose colique ainsi que les cancers du côlon et du rectum.

BIBLIOGRAPHIE

- **«Council Scientific Affairs»**, *Fibres alimentaires et santé*, JAMA 1984, 14, 190, 1037-1046.
- **ANDERSON J.W.**, *Dietary fiber: diabetes and obesity*, Am. J. Gastroenterology 1986, 81, 898-906.
- **BERNIER J.J.**, *Fibres alimentaires, motricité et absorption intestinale. Effets sur l'hyperglycémie postprandiale*, Journée de Diabétologie Hôtel-Dieu 1979, 269-273.
- **HABER G.B.**, *Depletion and disruption of dietary fibre. Effets on satiety, plasma glucose and serum insulin*, Lancet 1977, 2, 679-682.
- **HEATON K.W.**, *Food fiber as an obstacle to energy intake*, Lancet 1973, 2, 1418-1421.

- **HEATON K.W.**, *Dietary fiber in perspective*, Human Clin. Nutr. 1983, 37c, 151-170.
- **HOLT S.**, *Effect of gel fiber on gastric emptying and absorption of glucose and paracetamol*, Lancet 1979, 24 mars, 636-639.
- **JENKINS D.J.A.**, *Decrease in post-prandial insulin and glucose concentration by guar an pectin*, Ann. Int. Med. 1977, 86, 20-33.
- **JENKINS D.J.A.**, *Dietary fiber, fiber analogues and glucose tolerance: importance of viscosity*, Br. Med. J. 1978, 1, 1392-1394.
- **LAURENT B.**, *Etudes récentes concernant les fibres alimentaires*, Med. et Nutr. 1983, XIX, 2, 95-122.
- **MONNIER L.**, *Effets des fibres sur le métabolisme glucidique*, Cah. Nutr. Diet. 1983, XVIII, 89-93.
- **NAUSS K.M.**, *Dietary fat and fiber: relationship to caloric intake body growth, and colon carcinogenesis*, Am. J. Clin. Nutr. 1987, 45, 243-251.
- **SAUTIER C.**, *Valeur alimentaire des algues spirulines chez l'homme*, Ann. Nutr. Alim. 1975, 29, 517.
- **SAUTIER C.**, *Les algues en alimentation humaine*, Cah. Nutr. Diet. 1987, 6, 469-472.

HYPERCHOLESTÉROLÉMIE, MALADIES CARDIO-VASCULAIRES ET DIÉTÉTIQUE

A) LES MALADIES CARDIO-VASCULAIRES

En France, 40 % des décès sont dus aux maladies cardio-vasculaires. Elles tuent deux fois plus que tous les cancers réunis. On décompte chaque année 200 000 infarctus du myocarde dont 70 000 sont fatals. Les accidents vasculaires cérébraux tuent 70 000 personnes et, en y ajoutant les ruptures d'anévrismes aortiques et les complications létales des artérites des membres inférieurs, on arrive à un total de 250 000 morts par an… Les causes sont multiples: l'obésité, le tabagisme, l'hypertension artérielle, le diabète et l'hypercholestérolémie. Les complications n'apparaissent généralement qu'au bout de 20 à 30 ans de cumul de facteurs de risque, mais dans le cadre de la prévention, le dépistage de l'hypercholestérolémie doit se faire de façon précoce, dès l'adolescence, car il existe des formes héréditaires qui vont frapper tôt, puisque 4 % des morts par affections cardio-vasculaires ont entre 15 et 24 ans!

B) LE CHOLESTÉROL

Ce n'est pas un intrus dans l'organisme : le corps en contient environ 100 g qui se répartissent entre les tissus du système nerveux central, les gaines de myéline des nerfs, les membranes cellulaires et les molécules circulantes. Il est indispensable à la formation des hormones de la glande surrénale, des ovaires et des testicules. Le cholestérol que l'on retrouve dans le sang peut être, certes, d'origine alimentaire mais la majeure partie du cholestérol circulant est fabriquée par l'organisme lui-même, la bile en déverse notamment 800 à 1 200 mg/j dans l'intestin grêle. Le cholestérol ne se trouve pas isolé dans le sang, il est fixé sur des protéines. On distingue les lipoprotéines de faible densité (Low density lipoproteins ou LDL) qui distribuent le cholestérol aux cellules et notamment celles des parois artérielles qui sont victimes de ces dépôts graisseux. Ainsi le LDL-cholestérol a été baptisé le « mauvais cholestérol » car il recouvre à la longue l'intérieur des vaisseaux qui s'encrassent. Leur lumière diminue et tout se passe comme le tartre dans les tuyaux de plomberie : un jour votre lavabo coule et le lendemain il est bouché ! Selon les artères qui s'obstruent, peuvent survenir :

- une artérite des membres inférieurs,
- une angine de poitrine ou un infarctus du myocarde,
- un accident vasculaire cérébral qui peut aller jusqu'à laisser une paralysie comme séquelle.

Quant aux lipoprotéines de haute densité (High density lipoproteins ou HDL), elles conduisent le cholestérol au foie pour y être éliminé. Il n'y a aucun dépôt vasculaire. On a donc appelé le HDL-cholestérol le « bon cholestérol » car il nettoie les artères de ses dépôts athéromateux. Si son taux est élevé, le risque d'accident cardio-vasculaire diminue.

C) LES DOSAGES SANGUINS

Les normes actuelles sont beaucoup moins laxistes que celles édictées il y a quelques années :

Normalement le cholestérol total doit être inférieur ou égal à 2 g/l,
le LDL-cholestérol doit être inférieur à 1,30 g/l,
l'HDL-cholestérol doit être supérieur à 0,45 g/l chez l'homme et à 0,55 g/l chez la femme.

Dans les cas limites, on dose en plus la fraction purement protéique des lipoprotéines :

- l'Apolipoprotéine A1 (liée à l'HDL-cholestérol) doit être supérieure à 1,30 g/l,
- l'Apolipoprotéine B (liée au LDL-cholestérol) doit être inférieure à 1 g/l.

On demandera aussi le dosage des triglycérides dont le taux est fonction de l'apport en glucides et en alcool et non en lipides. Ils doivent êtres inférieurs ou égaux à 1,50 g/l.

D) LES RISQUES CARDIO-VASCULAIRES

Ils sont multipliés par deux si le taux de cholestérol passe de 1,8 à 2,2 g/l et par quatre si le cholestérol est supérieur à 2,60 g/l. Mais il ne faut pas se contenter de doser le cholestérol total car GINSBURG a montré que 15 % des infarctus du myocarde survenaient chez des sujets ayant un cholestérol total entre 1,5 et 2 g/l. Il faut doser l'HDL-cholestérol et étudier le rapport cholestérol total/HDL-cholestérol, et celui-ci doit être inférieur à 4,5. En France, 45 % des personnes ont des chiffres supérieurs à la normale et environ 8 millions de nos concitoyens ont un cholestérol total supérieur à 2,50 g/l.

Or, faire baisser le taux de cholestérol de 12,5 % permet de diminuer de 19 % le taux d'infarctus du myocarde et la fréquence des ischémies myocardiques mortelles.

E) TRAITEMENT DIÉTÉTIQUE

Les précautions alimentaires sont suffisantes pour traiter l'hypercholestérolémie courante (type « II a » de Fredricksen).

La prise de médicaments n'est pas toujours nécessaire et n'interviendra de toute façon qu'en deuxième intention.

1) La perte de poids

Maigrir permet l'amélioration des paramètres biologiques dans tous les cas. L'existence d'une obésité impose de mettre en route une méthode diététique adaptée pour ramener le poids vers la normale.

2) Limitation de l'apport alimentaire en cholestérol

Les aliments contiennent un taux très variable de cholestérol, les abats en sont très riches.

Rappelons la teneur en cholestérol pour 100 g d'aliments :

- 2 œufs de 50 g :	600 mg	de cholestérol
- 100 g de jaune d'œuf :	1 500 mg	
- Beurre :	250 mg	
- Fromage à 30 % de MG :	100 mg	
- Laitages entiers :	80 à 100 mg	
- Levure de bière :	700 mg	
- Crevette :	280 mg	
- Caviar :	300 mg	
- Poissons :	50 à 90 mg	
- Viande - Charcuterie : - Volailles	70 à 100 mg	
- Abats :		
- cervelle d'agneau :	2 600 mg	
- rognons de bœuf :	430 mg	
- rognons de veau :	400 mg	
- ris de veau :	300 mg	
- foie de bœuf :	250 mg	
- foie de veau :	250 mg	
- foie d'agneau :	150 mg	
- cœur de bœuf :	175 mg	
- langue de veau :	90 mg	
- langue de bœuf :	50 mg	

L'Organisation Mondiale de la Santé préconise de

ne pas dépasser un apport journalier de 300 mg de cholestérol.

En fait, des travaux récents ont montré que paradoxalement cet aspect de la diététique est très secondaire : un apport alimentaire de 1 000 mg de cholestérol par jour n'entraîne qu'une augmentation de la cholestérolémie de 5 % environ.

On peut donc négliger la quantité de cholestérol contenue dans les aliments, par contre il faut tenir compte du degré de saturation des acides gras ingérés.

3) ***Il faut choisir ses acides gras***

Il faut consommer davantage d'acides gras mono et polyinsaturés et diminuer la quantité d'acides gras saturés.

a) <u>Les acides gras saturés</u>

On les trouve dans la viande, la charcuterie, les volailles, les œufs, le lait, les laitages et le fromage.

Ils augmentent le taux de cholestérol total et surtout le LDL-cholestérol qui se dépose sur les parois artérielles, favorisant les accidents vasculaires.

Toutefois, certaines publications récentes (Nutr. Reviews 1983, 41, nº 9, p. 272-274) remettent en question ces faits qui paraissaient pourtant bien établis : en effet, les œufs, cependant très riches en acides gras saturés, n'auraient pas tous les effets négatifs qu'on leur attribuait jusqu'alors… Si on prend un groupe de sujets de 21 à 35 ans auxquels on ajoute dans leur alimentation habituelle 3 œufs par jour, ce qui correspond à une ingestion quotidienne totale (ration + œufs) de 975 mg de cholestérol (contre 412 mg dans la série témoin), il n'y a aucune augmentation du taux sanguin de leur cholestérol ! L'effet des volailles, à condition de ne pas manger la peau, est très faible sur l'élévation de la cholestérolémie car leur taux de lipides est faible. Il en est de même pour l'huile d'arachides dont l'effet des acides gras saturés est largement contrebalancé par la présence d'acides gras polyinsaturés.

b) Les acides gras polyinsaturés végétaux
On les trouve dans les huiles de tournesol, de maïs, de pépins de raisin et de colza. Ils font baisser le taux du cholestérol total en faisant diminuer à la fois le taux d'HDL et de LDL-cholestérol.
Ils ont de plus une action antithrombotique en diminuant l'agrégabilité plaquettaire.

c) Les acides gras polyinsaturés animaux
Ce sont essentiellement les acides eicosapentaénoique (EPA) et docosahexaénoique (DHA), ils proviennent de l'acide alphalinolénique et se trouvent dans les huiles de poissons. Le danois DYERBERG observa que les Esquimaux sont protégés des maladies cardio-vasculaires. Etait-ce un facteur héréditaire ou acquis ? Ceux qui quittaient le Groenland pour aller s'installer au Canada ou dans le nord des USA étaient vite victimes de maladies cardio-vasculaires. Il ne s'agissait donc pas d'un facteur ethnique mais la conséquence d'une alimentation riche en poissons. En 1985 fut publié, dans le *New England Journal of Medecine*, le résultat d'une étude statistique ayant duré 20 ans. Elle prouvait que la mortalité par maladies cardiaques diminuait de 50 % chez ceux qui consommaient 30 g de poisson par jour. Ultérieurement d'autres travaux montrèrent que ces deux acides gras (EPA et DHA) donnent naissance aux prostaglandines de type 3 qui diminuent l'agrégabilité plaquettaire, ce qui augmente la fluidité du sang, diminuant ainsi les risques de thrombose. Ils ont de plus une action hypotensive et vasodilatatrice. Ils entraînent aussi une importante baisse des triglycérides.
Ainsi, puisque ce sont les graisses des poissons qui diminuent le risque vasculaire, il est évident que plus le poisson est gras, mieux c'est ! Il faut donc encourager la consommation de

saumon, de thon, de sardines, de maquereaux, d'anchois et de harengs...

L'apport doit être de 300 g par semaine, c'est-à-dire, en pratique, 3 repas hebdomadaires comprenant au moins 100 g de poisson. Par ailleurs, il faut savoir que la concentration en lipides des poissons est très variable selon la saison et selon leur lieu de pêche. Elle peut varier de 1 à 64 %. Le maquereau contient 32 % de lipides avant la ponte et 18 % après. Chez la sardine, ce taux varie de 1 à 23 %, elle est grasse au printemps et maigre en hiver.

d) Les acides gras monoinsaturés

Leur chef de file est l'acide oléique, on le trouve dans l'huile d'olive. Il diminue le mauvais cholestérol (LDL-cholestérol) et augmente le taux du bon cholestérol (HDL-cholestérol), ce qui est l'idéal ! Son utilisation pour les vinaigrettes ou la cuisson ne peut donc qu'être encouragée. Un plat comme le thon à l'huile d'olive est donc un vrai passeport anticholestérol, certains l'apprendront sûrement avec plaisir... Si le LDL-cholestérol baisse de 11 % et l'HDL-cholestérol augmente de 11 %, on a une diminution de 35 % de la fréquence des infarctus du myocarde ou des décès par ischémie coronarienne !

4) Il faut augmenter sa ration de fibres alimentaires

En effet, leur présence dans le tube digestif améliore le métabolisme des lipides.

a) Action de la pectine

L'adjonction dans l'alimentation de 3 pommes par jour (ce qui correspond à 8 g de fibres dont 2 g de pectine), pendant deux mois, entraîne une baisse du cholestérol de 5 % environ. Cette diminution est significative chez les patients dont le taux de cholestérol était supérieur à 2,5 g/l et elle est d'autant plus importante que le taux de cholestérol est plus élevé. Cette baisse porte pour 1/5 sur l'HDL-cholestérol et pour les 4/5 sur le LDL-cholestérol. Le taux des Apolipoprotéines B baisse de 6,4 % et celui des

Apolipoprotéines A1 augmente de 1 %; on a donc une amélioration du rapport d'athérogénicité ApoB/ApoA1. Par ailleurs, malgré un apport de 80 g de glucides assimilables, la glycémie baisse de 7 à 13 %, ce qui favorise la diminution des triglycérides.

b) Action de la caroube chez les sujets normaux. Elle diminue le cholestérol total de 11 % et le LDL-cholestérol de 10 %. Chez les sujets hypercholestérolémiques, le cholestérol total baisse de 17 % et le LDL-cholestérol de 19 %.

c) Action de la gomme-guar. Les pâtes à la gomme-guar :
Les Italiens ont mis au point des pâtes faites à partir de deux farines : une de blé dur et une de gomme-guar. En faisant ingérer 100 g de ces pâtes avec 80 g de parmesan et 50 g de beurre, le cholestérol total baisse de 10 %.
Le résultat aurait peut-être été encore plus net en supprimant le parmesan et en remplaçant le beurre par une margarine végétale !
- La farine de gomme-guar :
L'étude de TAGLIAFERO montre qu'en rajoutant 4 g de cette farine 4 fois par jour dans l'alimentation, on obtient une baisse du LDL-cholestérol et une augmentation du HDL-cholestérol.

	Témoins	Gomme-guar	Validité statistique
cholestérol total	190 ± 43	169 ± 40	p 0,05
Apolipoprotéines A1	92 ± 21	110 ± 33	p 0,01
LDL-cholestérol	127 ± 36	104 ± 30	p 0,05

d) Action du son
Il n'a aucun effet sur le métabolisme du cholestérol. Il tend même à atténuer l'effet de la pectine s'ils sont associés.

5) Il faut enrichir son alimentation en vitamines E et A ainsi qu'en sélénium et en chrome :

a) La vitamine « E »
L'oxydation des LDL est un facteur important d'accumulation cellulaire de cholestérol.

La vitamine E protège les LDL de l'oxydation et diminue de plus de 20 % leur captation par les macrophages cellulaires.

On trouve la vitamine E dans les germes des céréales, dans les huiles végétales et à un moindre degré dans le beurre, les légumes verts, les œufs et le foie.

b) La vitamine « A »

L'action antioxydante de la vitamine E est renforcée par la vitamine A, autre vitamine liposoluble que l'on trouve surtout dans la chair des poissons, dans le foie des mammifères, dans les produits laitiers et le jaune d'œuf.

Une provitamine A (ou caroténoïde) se trouve dans nombre de végétaux (carotte, épinard, chou, orange, abricot), elle est transformée en vitamine A dans les cellules intestinales.

c) Le sélénium

Il renforce l'action de la vitamine E en combattant la formation des radicaux libres et l'hyperagrégabilité plaquettaire en agissant au niveau de la glutathion péroxydase.

On en trouve dans les œufs, le thon, le foie, la viande rouge, l'ail, la levure de bière, le germe de blé et les céréales complètes.

d) Le chrome

Il intervient dans le « glucose tolerance factor » qui ralentit la lipogénèse. Il diminue la synthèse du LDL-cholestérol et augmente la formation du HDL-cholestérol. On en trouve en abondance dans le foie, les rognons, les fromages, les céréales complètes, la levure de bière et le poivre noir.

6) Il faut limiter sa consommation de café

Les études de FRAMINGHAM aux USA et de TROMSO en Norvège ont montré qu'au-delà de six tasses par jour, on a une augmentation nette du cholestérol total et une discrète baisse de l'HDL-cholestérol. Cet effet négatif n'est pas dû à la caféine, le café décaféiné produit donc les mêmes effets.

7) ***On peut boire un peu de vin***

Si les alcools de distillation (whisky) sont à éviter, le Pr MASQUELIER a montré que le tanin du vin contient de la « procyanidine », substance qui fait baisser le cholestérol. Certains ont même noté une augmentation du HDL-cholestérol mais il semble que seule la fraction HDL 3 est majorée, or c'est la fraction HDL 2 qui est anti-athérome.

Nos grands-mères qui conseillaient de boire chaque jour un verre de vieux Bordeaux avaient raison, cela peut donc contribuer à faire baisser le cholestérol. La Crète, qui consomme du vin et beaucoup d'huile d'olive, est la région d'Europe où il y a le moins de maladies cardio-vasculaires !

F) IL FAUT AMÉLIORER SON HYGIÈNE DE VIE

1) ***Le stress***

L'augmentation du taux de catécholamines favorise la synthèse des précurseurs du LDL-cholestérol et fait aussi baisser l'HDL-cholestérol sans qu'on ait identifié encore par quel mécanisme. Il faut gérer son stress (relaxation).

2) ***Le tabagisme***

Le tabac favorise la baisse de l'HDL-cholestérol. Il faut cesser de fumer.

3) ***La sédentarité***

Le manque d'activité physique est nocif, par contre le sport fait baisser le taux des triglycérides et augmente l'HDL-cholestérol et notamment la fraction HDL 2 qui est la plus anti-athérogène. Pour obtenir des résultats statistiquement significatifs sur le cholestérol, il faut pratiquer une activité physique au moins 20 minutes 3 fois par semaine. Mais seuls les sports d'endurance sont vraiment efficaces : la pratique de 10 km de jogging par semaine ne donne qu'une très légère baisse du cholestérol. Pour avoir une baisse franche du cholestérol total et une augmentation de l'HDL-cholestérol, il faudrait courir 60 km par semaine, ce qui est proche de l'entraînement d'un marathonien.

G) EN RÉSUMÉ, POUR FAIRE BAISSER VOTRE CHOLESTÉROL, IL FAUT :

- Perdre du poids, si vous êtes obèse,
- Diminuer votre consommation de viande (Max. 150 g/j),
- Choisir des viandes peu grasses (cheval, bœuf maigre),
- Les remplacer parfois par des volailles (sans la peau),
- Eviter la charcuterie et les abats,
- Préférer les poissons (Min. 300 g/semaine),
- Manger peu de beurre (Max. 10 g/jour),
- Limiter sa consommation de fromage,
- Prendre du lait écrémé et des laitages à 0 % de matières grasses,
- Augmenter sa consommation de fibres (fruits, céréales, légumes),
- Majorer sa consommation d'acides gras mono et polyinsaturés végétaux (olive, tournesol, colza),
- Assurer un apport suffisant en vitamines A et E, en sélénium et en chrome,
- Ne pas abuser du café,
- Boire (éventuellement) du vin riche en tanin (Max. 1/2 bouteille/jour),
- Contrôler son stress,
- Pratiquer éventuellement un sport d'endurance,
- Cesser de fumer.

BIBLIOGRAPHIE

GÉNÉRALITÉS SUR LE CHOLESTÉROL

- **BASDEVANT A., TRAYNARD P.Y.**, *Hypercholestérolémie*, Symptômes 1988 n° 12.
- **BRUCKERT E.**, *Les dyslipidémies Impact Médecin*, Dossier du Praticien n° 20, 1989.
- **LUC G., DOUSTE-BLAZY P., FRUCHART J.C.**, *Le cholestérol, d'où vient-il? Comment circule-t-il? Où va-t-il?* Rev. Prat. 1989, 39, 12, 1011-1017.
- **POLONOWSKI J.**, *Régulation de l'absorption intestinale du cholestérol*, Cahiers Nutr. Diet. 1989, 1, 19-25.

LIPIDES ET CHOLESTÉROL

- **Consensus** : *Conference on lowering blood cholesterol to prevent heart disease*, JAMA 1985, 253, 2080-2090.
- **BETTERIDGE D.J.**, *High density lipoprotein and coronary heart disease*, Brit. Med. J. 15 avril 1989, 974-975.

- **DURAND G.** *and al, Effets comparés d'huiles végétales et d'huiles de poisson sur le cholestérol du rat,* Med. et Nutr. 1985, XXI, N° 6, 391-406.
- **DYERBERG J.** *and al, Eicosapentaenoic acid and prevention of thrombosis and atherosclerosis?* Lancet 1978, 2, 117-119.
- **ERNST E., LE MIGNON D.**, *Les acides gras omega 3 et l'artériosclérose,* CR de Ther. 1987, V, N° 56, 22-25.
- **FIELD C.**, *The influence of eggs upon plasma cholesterol levels,* Nutr. Rev. 1983, 41, N° 9, 242-244.
- **FOSSATI P., FERMON C.**, *Huiles de poisson, intérêt nutritionnel et prévention de l'athéromatose,* N.P.N. Med. 1988, VIII, 1-7.
- **de GENNES J.L., TURPIN G., TREFFERT J.**, *Correction thérapeutique des hyperlipidémies idiopathiques héréditaires. Bilan d'une consultation diététique standardisée,* Nouv. Presse Med. 1973, 2, 2457-2464.
- **GRUNDY M.A.**, *Comparison of monosatured fatty acids and carbohydrates for lowering plasma cholesterol,* N. Engl. J. Med. 1986, 314, 745-749.
- **HAY C.R.M.**, *Effect of fish oil on platelet kinetics in patients with ischaemic heart disease,* The Lancet 5 juin 1982, 1269-1272.
- **KRMHOUT D., BOSSCHIETER E.B., LEZENNE-COULANDER C.**, *The inverse relation between fish consumption and 20 years mortality from coronary heart disease,* New. Engl. J. Med. 1985, 312, 1205-1209.
- **LEAF A., WEBER P.**, *Cardiovascular effects n-3 fatty acids,* New Engl. J. Med. 1988, 318, 549-557.
- **LEMARCHAL P.**, *Les acides gras polyinsaturés en Omega 3,* Cah. Nutr. Diet. 1985, XX, 2, 97-102.
- **MARINIER E.**, *Place des acides gras polyinsaturés de la famille n-3 dans le traitement des dyslipoprotéinémies,* Med. Dig. Nutr. 1986, 53, 14-16.
- **MARWICK C.**, *What to do about dietary satured fats?* JAMA 1989, 262, 453.
- **PHILLIPSON** *and al, Reduction of plasma lipids, lipoproteins and apoproteins by ietery fish oils in patients with hypertniglyceridemia,* New Engl. J. Med. 1985, 312, 1210-1216.
- **PICLET G.**, *Le poisson, aliment, composition, intérêt nutritionnel,* Cah. Nutr. Diet. 1987, XXII, 317-336.
- **THORNGREN M.**, *Effects of 11 weeks increase in dietary eicosapentaenoïc acid on bleeding time, lipids and platelet aggregation,* Lancet, 28 nov. 1981, 1190-11.
- **TURPIN G.**, *Régimes et médicaments abaissant la cholestérolémie,* Rev. du Prat. 1989, 39, 12, 1024-1029.
- **VLES R.O.**, *Les acides gras essentiels en physiologie cardio-vasculaire,* Ann. Nutr. Alim. 1980, 34, 255-264.
- **WOODCOCK B.E.**, *Beneficial effect of fish oil on blood viscosity in peripheral vascular disease,* Br. Med. J. Vol. 288 du 25 février 1984, p. 592-594.

FIBRES ALIMENTAIRES ET HYPERCHOLESTÉROLÉMIE

- **ANDERSON J.W.**, *Dietary fiber, lipids and atherosclerosis,* Am. J. Cardiol. 1987, 60, 17-22.
- **GIRAULT A.**, *Effets bénéfiques de la consommation de pommes sur le métabolisme lipidique chez l'homme,* Entretiens de Bichat, 28 septembre 1988.
- **LEMONNIER D., DOUCET C., FLAMENT C.**, *Effet du son et de la pectine sur les lipides sériques du rat,* Cah. Nutr. Diet. 1983, XVIII, 2, 99.

- **RAUTUREAU J., COSTE T., KARSENTI P.**, *Effets des fibres alimentaires sur le métabolisme du cholestérol*, Cah. Nutr. Diet. 1983, XVIII, 2, 84-88.
- **SABLE-AMPLIS R., SICART R., BARON A.**, *Influence des fibres de pomme sur les taux d'esters de cholestérol du foie, de l'intestin et de l'aorte*, Cah. Nutr. Diet. 1983, XVII, 297.
- **TAGLIAFERO V.**, *and al, Moderate guar-gum addition to usual diet improves peripheral sensibility to insulin and lipaemic profile in NIDDM*, Diabète et Métabolisme 1985, 11, 380-385.
- **TOGNARELLI M.**, *Guar-pasta : a new diet for obese subjects*, Acta Diabet. Lat. 1986, 23, 77.
- **TROWELL H.**, *Dietary fiber and coronary heart disease*, Europ. J. Clin. Biol. Res. 1972, 17, 345.
- **VAHOUNY G.U.**, *Dietary fiber, lipid metabolism and atherosclerosis*, Fed. Proc. 1982, 41, 2801-2806.
- **ZAVOLAL J.H.**, *Effets hypolipémiques d'aliments contenant du caroube*, Am. J. Clin. Nutr. 1983, 38, 285-294.

VITAMINES, OLIGO-ÉLÉMENTS ET HYPERCHOLESTÉROLÉMIE

1) Vitamine «E»

- **CAREW T.E.**, *Antiatherogenic effect of probucol unrelated to its hypocholes-terolemic effect P.N.A.S.*, USA June 1984, Vol. 84, p 7725-7729.
- **FRUCHART J.C.**, *Influence de la qualité des LD sur leur métabolisme et leur athérogénicité (inédit).*
- **JURGENS G.**, *Modification of human serum LDL by oxidation*, Chemistry and Physics of lipids 1987, 45, 315-336.
- **STREINBRECHER V.P.**, *Modifications of LDL by endothelial cells involves lipid peroxidation P.N.A.S.*, USA June 1984, Vol. 81, 3883-3887.

2) Sélénium

- **LUOMA P.V.**, *Serum selenium, glutathione peroxidase, lipids, and human liver microsomal enzyme activity*, Biological Trace Element Research 1985, 8, 2, 113-121.
- **MITCHINSON M.J.**, *Possible role of deficiency of selenium and vitamin E in atherosclerosis*, J. Clin. Pathol. 1984, 37, 7, 837.
- **SALONEN J.T.**, *Serum fatty acids, apolipoproteins, selenium and vitamin antioxidants and risk of death from coronary artery disease*, Am. J. Cardiol. 1985, 56, 4, 226-231.

3) Chrome

- **ABRAHAM A.S.**, *The effect of chromium established atherosclerotic plaques in rabbits*, Am. J. Clin. Nutr. 1980, 33, 2294-2298.
- **GORDON T.**, *High density lipoprotein as a protective factor against coronary heart disease*, The Framingham study Am. J. Med. 1977, 62, 707.
- **OFFENBACHER E.G.**, *Effect of chromium-rich yeast on glucose tolerance a blood lipids in elderly subjects*, Diabetes 1980, 29, 919-925.

CAFÉ ET HYPERCHOLESTÉROLÉMIE
- **ARNESEN E.**, *Coffee and serum cholesterol*, Br. Med. J. 1984, 288, 1960.
- **HERBERT P.N.**, *Caffeine does not affect lipoprotein metabolism*, Clin. Res. 1987, 35, 578A.
- **HILL C.**, *Coffee consumption and cholesterol concentration*, Letter to editor Br. Med. J. 1985, 290, 1590.
- **THELLE D.S.**, *Coffee and cholesterol in epidemiological and experimental studies*, Atherosclerosis 1987, 67, 97-103.
- **THELLE D.S.**, *The Tromso Heart Study. Does coffee raise serum cholesterol?*, N. Engl. J. Med. 1983, 308, 1454-1457.

LE POIDS IDÉAL

Quand on se pèse sur une balance, qu'évalue-t-on ? Le poids global d'un corps composé d'os, de muscles, de masse grasse, d'organes, de viscères, de nerfs et d'eau. La masse grasse constitue 15 % du poids chez l'homme et 22 % chez la femme.

L'obésité se définit comme un excès de cette masse grasse qui représente un pourcentage supérieur de 20 % à ces valeurs moyennes. Mais comment apprécier la quantité exacte de la masse grasse d'un individu ? La mesure de l'épaisseur du pli cutané au compas est une approche parmi d'autres mais elle reste bien imprécise... Force est d'associer obésité et excès de poids, même si la balance ne donne pas le rapport entre la masse grasse et la masse active (muscles, organes, etc.).

Plutôt que de se référer à des tables de poids sévèrement établies par les compagnies d'assurances américaines, il est plus simple pour approcher la notion de poids idéal d'utiliser la formule de LORENTZ (où la taille est exprimée en cm et le poids en kg) :

$$\text{Poids} = (\text{Taille-100}) - \frac{(\text{Taille-150})}{4} \text{ chez l'homme}$$

$$\text{Poids} = (\text{Taille-100}) - \frac{(\text{Taille-150})}{2} \text{ chez la femme}$$

Mais ce calcul ne tient compte ni de l'âge, ni de l'importance de l'ossature.

Actuellement sur le plan international, on utilise l'indice de QUETELET (ou B.M.I. = Body Mass Index) qui définit le rapport entre le poids et la taille^2.

$$\text{Index} = \text{Poids (kg)}/\text{Taille}^2 \text{ (m)}$$

Sa valeur normale est de 20 à 25 chez l'homme et de 19 à 24 chez la femme. Jusqu'à 30, il y a surcharge pondérale, au-delà de 30 il y a obésité et si l'index est supérieur à 40, on est en présence d'une obésité grave et médicalement préoccupante. Cette définition reste d'ordre médical et non esthétique mais cet index a l'avantage d'être bien corrélé avec la valeur de la masse grasse.
La répartition topographique des graisses permet d'apprécier le pronostic de l'obésité, on mesure le rapport :

$$\frac{\text{tour de taille à l'ombilic}}{\text{tour de taille aux hanches}}$$

Il est normalement de 0,85 % à 1 chez l'homme et de 0,65 à 0,85 chez la femme.
Dans l'obésité *androïde* : la graisse s'accumule surtout à la partie supérieure du corps (visage, cou et abdomen au-dessus du nombril). Le rapport est alors toujours supérieur à 1. Les complications y sont précoces et fréquentes : diabète, hypercholestérolémie, hypertension artérielle, risque cardio-vasculaire.
Dans l'obésité *gynoïde* : la masse grasse prédomine à la partie inférieure du corps (hanches, fesses, cuisses et bas ventre). Cette répartition est constitutionnelle chez la femme. Les risques de maladies sont plus faibles, le préjudice est plutôt esthétique, d'autant que chez les femmes qui en sont atteintes peut en plus survenir une cellulite.
Au-delà des chiffrages médicaux qui essayent de quantifier scientifiquement ce qui relève plus d'une impression esthétique ou d'un « mal-être », le poids le plus important à faire préciser par le patient est le poids qu'il souhaite retrouver, celui où il se sent bien... c'est, en fin de compte, ce « poids de forme » qui sera le but à atteindre. Il est parfois un peu au-dessus des normes théoriques, mais pourquoi être plus strict que l'obèse lui-même ? Si ce chiffre lui semble un objectif possible à atteindre, il est plus réaliste qu'une norme théorique imposée par le pouvoir médical, qui si elle est trop stricte peut être déjà au départ un motif de découragement.
Inversement, il faudra se méfier de certaines femmes pétries d'images véhiculées par les médias et qui se fixent comme objectif un poids mythique et irréel qui ne se justifie aucunement et que l'organisme, bardé de systèmes

de régulation raisonnables, n'acceptera jamais d'atteindre. Le poids idéal, s'il existe, doit faire l'objet d'une analyse lucide de l'obèse avec lui-même et parfois d'une négociation critique avec son médecin.

LA THÉORIE DES CALORIES

Si l'on met un aliment dans une enceinte thermique, on peut calculer l'énergie qu'il dégage. Ainsi : 100 g de miel donnent 290 calories, 100 g de beurre 750 calories, 100 g de cabillaud 80 calories et 100 g de porc 380 calories... Si l'on étudie maintenant les constituants de base de notre alimentation, on sait que :
- 1 g de protéines donne 4 calories,
- 1 g de glucides donne 4 calories,
- 1 g de lipides donne 9 calories,
- 1 g d'alcool donne 7 calories.

On parle abusivement et par souci de simplification de langage de « calories » ; il s'agit en réalité de « kilocalories » et en fait, pour respecter les normes internationales, on devrait compter en kilojoules en sachant qu'un kilocalorie est égal à 4,18 kilojoules. Si l'on considère qu'un sujet qui ne pratique pas un travail de force a besoin d'environ 2 500 calories pour assurer ses dépenses, cet apport est nécessaire au fonctionnement de son organisme pour ses mouvements, sa digestion, son métabolisme, le maintien de sa température à 37°, etc.

De façon un peu simpliste, on a trop souvent comparé l'être humain à une chaudière : si les apports sont supérieurs à la dépense, tout n'est pas « brûlé », l'excédent s'accumule, le sujet grossit. Si en revanche la ration calorique est inférieure à celle nécessaire pour la journée, l'organisme doit théoriquement aller puiser le complément dans ses graisses de réserve, le sujet doit alors maigrir. Raisonner ainsi c'est ignorer les phénomènes d'adaptation et de régulation du corps humain et nier les particularités individuelles qui font de chaque personne un être unique ! Contrairement à ce que croient certains, le plus souvent l'obèse n'est pas forcément un boulimique. Dans une population d'obèses :
- seulement 15 % mangent trop (2 800 à 4 000 cal/j),
- 35 % mangent normalement (2 000 à 2 700 cal/j),

- 50 % mangent peu (moins de 2 000 cal/j).
Les sportifs de compétition maintiennent parfaitement leur poids stable avec des apports caloriques variant de 2 500 à 12 000 calories par jour selon les individus. Le marathonien Alain MIMOUN maintenait son poids et assurait parfaitement son dur entraînement avec 2 000 calories par jour alors que le coureur cycliste Jacques ANQUETIL avait besoin de 6 000 calories pour équilibrer son alimentation et garder un poids stable.
La différence d'apport calorique est faible entre les sujets minces, normaux, gras ou obèses comme l'ont montré les travaux des docteurs BELLISLE et ROLAND-CACHERA, qui ont réparti les personnes étudiées en 5 classes de corpulence en fonction de l'indice de Quetelet (Poids/Taille^2).
On voit en examinant les courbes ci-dessous qu'il n'existe pas de corrélation entre la ration calorique quotidienne et la corpulence. Les obèses ou les gros ne mangent donc pas plus que les minces ou les maigres.
Par contre, en répartissant les enfants en fonction de la profession du père, on note qu'à corpulence égale, les enfants d'ouvriers mangent plus que les enfants de cadres.

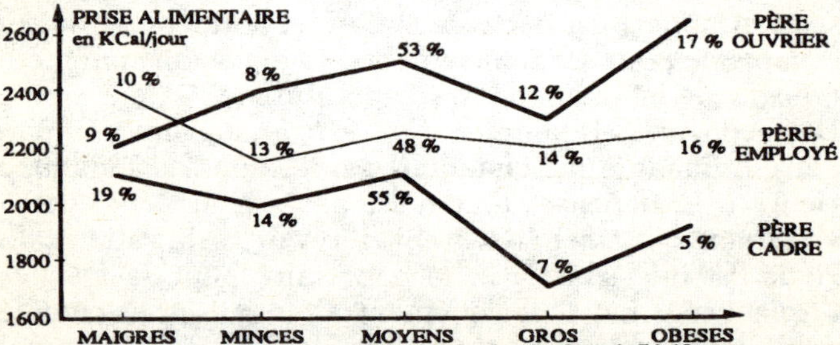

Corpulence, prise alimentaire et profession du père d'enfants de 7 à 12 ans.

(d'après Rolland Cachera et Bellisle 1986)

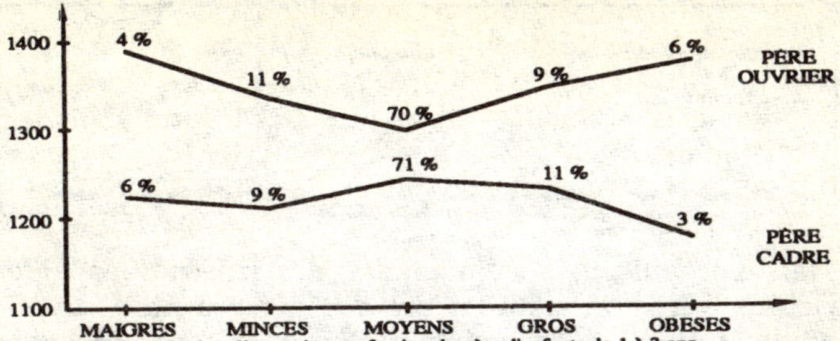

Corpulence, prise alimentaire, profession du père d'enfants de 1 à 3 ans.
(d'après Bellisle 1989)

La connaissance de ces données n'empêche pas la plupart des méthodes d'amaigrissement d'être encore basées sur une approche hypocalorique. Leur base de raisonnement est la suivante :

- Si la ration quotidienne nécessaire d'un sujet adulte est de 2 500 calories et qu'on le mette à un régime de 2 000 calories, on crée un déficit d'apport de 500 calories. L'organisme est alors obligé de compléter en allant chercher les 500 calories manquantes dans les graisses de réserve, le sujet maigrit.

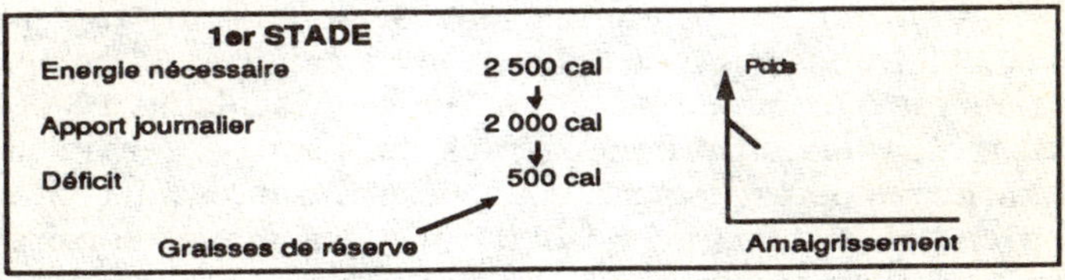

Mais, devant ce déficit d'apport, l'organisme décide progressivement d'ajuster l'offre à la demande : on ne lui apporte plus que 2 000 calories, qu'à cela ne tienne, il fonctionnera désormais avec 2 000 calories...
Il n'y a plus ainsi de déficit énergétique, les graisses de réserve ne sont plus sollicitées, le poids stagne. Le sujet peut penser qu'il y a un palier dans sa perte de poids et attend avec confiance.

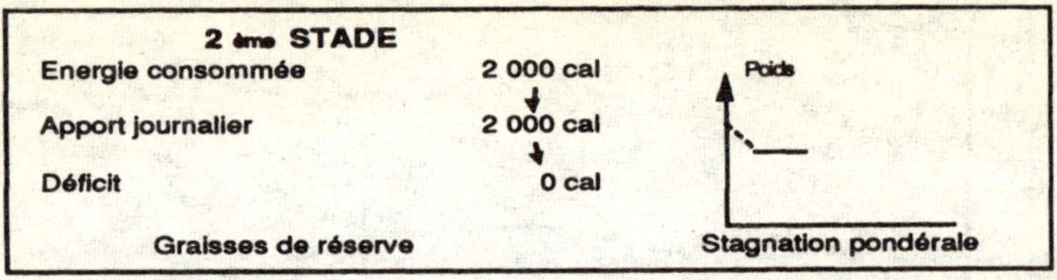

Mais l'organisme a la mémoire des frustrations antérieures : et si on allait encore diminuer sa ration quotidienne ? Animé d'un instinct de survie, le corps « décide » alors de ne dépenser que 1 700 calories de façon à pouvoir mettre 300 calories en réserve au cas où un nouveau rationnement surviendrait. L'excédent de 300 calories est alors mis en réserve et le sujet reprend ainsi du poids.

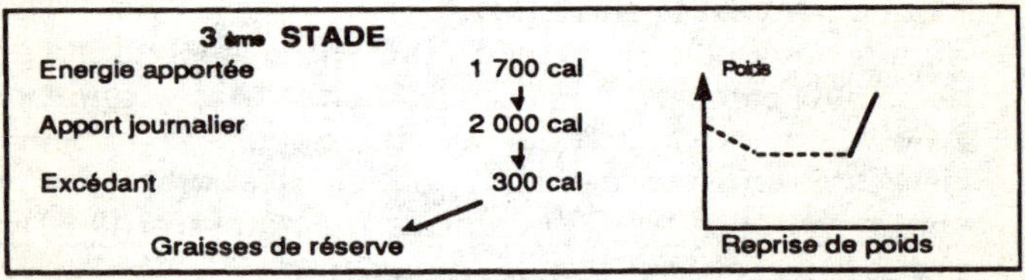

L'organisme réagit comme une personne qui, gagnant 10 000 francs par mois, se retrouve soudain au chômage, puis retrouve un emploi à un salaire de seulement 8 000 francs. Dans un premier temps, on peut penser qu'elle ajuste ses dépenses à ses nouvelles ressources puis entreprend alors d'épargner 1 000 francs par mois « en cas de nouveau coup dur ».

Inquiet de cette reprise pondérale, le sujet retourne voir son médecin, ou sa diététicienne, qui doute (en toute bonne foi...) de ce que la personne lui raconte. L'obèse est alors suspecté de mal calculer les calories ou de se livrer à un grignotage caché. Bref, on culpabilise un peu plus l'obèse en le prenant pour un incapable, ou pire pour un menteur ! Pour plus de sûreté, le praticien baisse encore la ration calorique, redonne des conseils et le sujet repart avec un régime à 1 500 calories. L'organisme fonctionnant depuis quelque temps sur une base de 1 700 calories, à l'introduction des 1 500 calories, il se fait une nouvelle fois surprendre et l'amaigrissement survient à nouveau.

4 ème STADE

Energie consommée	1 700 cal
Apport journalier	1 500 cal
Déficit	200 cal

Graisses de réserve

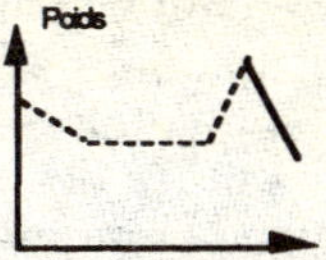

Amaigrissement

Mais l'organisme était sur ses gardes, les systèmes de régulation se mettent en route plus vite, la phase d'amaigrissement est plus courte et moins nette. Un nouveau palier survient, l'organisme s'ajuste une nouvelle fois au rationnement imposé.

5 ème STADE

Energie consommée	1 500 cal
Apport journalier	1 500 cal
Déficit	0 cal

Graisses de réserve

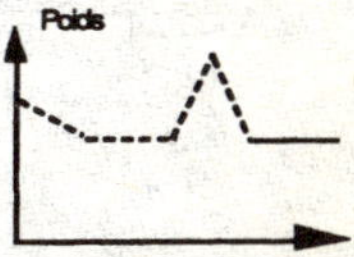

Stagnation du poids

Puis le corps retrouve son instinct de survie ancestral forgé au rythme des privations, des famines ou des disettes. Il gère la pénurie et s'acharne à faire malgré tout des réserves en ne consommant plus que 1 200 calories. Une nouvelle fois, la reprise de poids s'amorce.

6 ème STADE

Energie consommée	1 200 cal
Apport journalier	1 500 cal
Excès	300 cal

Graisses de réserve

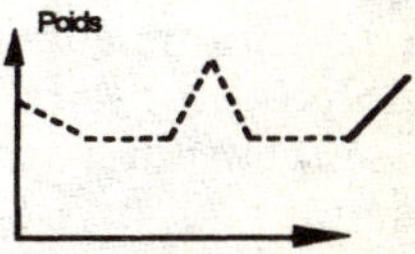

Reprise de poids

Le sujet comprend alors que l'amaigrissement survient si l'on baisse toujours plus la ration alimentaire. Utilisant ses tables caloriques, il refait seul ses menus sur la base de 1 000 calories.

Une fugitive période d'amaigrissement survient encore, mais vite suivie d'une stagnation pondérale. Puis c'est la reprise de poids qui arrive pour atteindre un chiffre

supérieur à la valeur initiale. L'organisme veillait, il met rapidement en jeu ses systèmes de blocage et au moindre écart, toujours à l'affût, il stocke au maximum tout surplus alimentaire.
Les habitués des régimes hypocaloriques peuvent témoigner que la moindre entorse au régime pendant le weekend, par exemple, peut leur faire reprendre 2 à 3 kg en un jour ou deux. L'obèse tire sur sa régulation pondérale comme sur un ressort de rappel. Le moindre écart de régime entraîne un effet rebond.

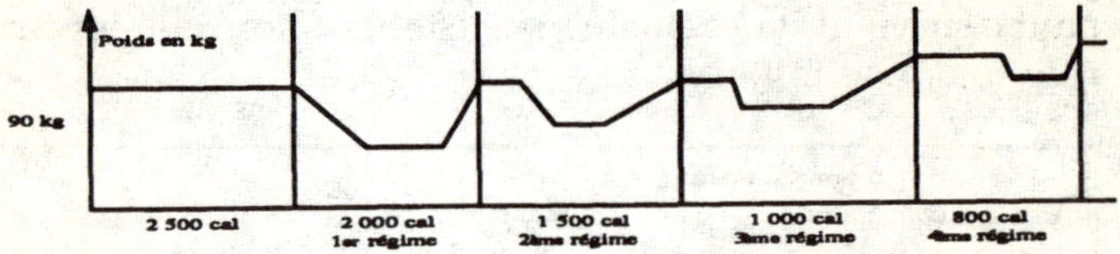

Le calvaire du sous-alimenté ou le martyre de l'obèse (d'après le Dr J.P. Ruasse)

Finalement, plus le sujet se rationne, plus son organisme a tendance à faire des réserves. Ainsi, certaines personnes qui pesaient par exemple 70 kg et n'avaient que 5 kg à perdre, se retrouvent avec un poids de 72 kg ! Dans le régime hypocalorique, il faut toujours réduire la ration alimentaire pour continuer à maigrir, mais à terme, moins on mange, plus on grossit !
Les médecins rencontrent ainsi en clientèle des sujets qui, au prix d'un rationnement sévèrement contrôlé et de frustrations énormes, arrivent à prendre du poids (ou à ne pas en perdre) avec un régime à 800 calories… sans compter qu'avec une telle faiblesse d'apport, les personnes sont fatiguées, souvent hypotendues, voire dépressives, pouvant à tout moment basculer dans l'anorexie. Il leur suffit alors de changer de spécialiste, passant ainsi du nutritionniste au psychiatre ! L'effet de ces « régimes-accordéon » qui aboutissent à une variation du poids en yo-yo est pourtant bien connu et a été mis en évidence aussi chez l'animal.
Le professeur Bronwell de l'Université de Pennsylvanie a étudié ce phénomène chez des rats dont l'alimentation est faite d'une alternance d'un régime riche et d'un

régime pauvre en calories. Les rats gagnent et perdent du poids mais le rythme de gain et de perte varie à chaque nouveau régime : au cours du 1er régime, le rat perd du poids en 21 jours et le reprend en 46 jours. Lors du 2e régime, le rat perd le même poids en 46 jours et reprend le tout en 14 jours ! Ensuite la perte de poids est de plus en plus difficile à obtenir et le regain de plus en plus rapide. On prouve ainsi que le métabolisme s'adapte à la réduction calorique.

Tout déficit calorique peut faire baisser les dépenses métaboliques de plus de 50 % mais tout retour à la normale, même court, s'accompagne d'une reprise de poids ; et plus l'écart est grand entre le régime et l'alimentation habituelle, plus la reprise pondérale s'effectue rapidement.

Enfin, il est tout à fait insuffisant de parler d'un « régime à 1 500 calories », il faut aussi connaître l'origine des calories consommées. Car si elles sont apportées par 1 litre de vin (600 cal), une baguette de pain (600 cal) et 60 g de rillettes (300 cal), on a une alimentation totalement aberrante où la répartition des protides, des lipides, des glucides, des fibres alimentaires et des sels minéraux est très déséquilibrée. Or, si les obèses ne mangent pas forcément trop, ils mangent toujours mal !

BIBLIOGRAPHIE

- **ASTIER-DUMAS M.**, *Densité calorique, densité nutritionnelle, repères pour le choix des aliments*, Med. Nutr. 1984, XX, 4, 229-234.
- **BELLISLE F.**, *Obesity and food intake in children : evidence for a role of metabolic and/or behavioral daily rythms*, Appetite 1988, 11, 111-118.
- **BROWNELL K.D.**, *The effects of repeated cycles of weight loss and regain in rats*, Phys. Behavior 1986, 38, 459-464.
- **HERAUD G.**, *Densité nutritionnelle des aliments*, Gaz. Med. Fr. 1988, 95, 13, 39-42.
- **LEIBEL R.J.**, *Diminished energy requirements in reduced obese persons*, Metabolism 1984, 33, 164-170.
- **ROLLAND-CACHERA M.F., BELLISLE F.**, *No correlation between adiposity and food intake : why are working class children fatter?* Am. J. Clin. Nutr. 1986, 44, 779-787.
- **ROLAND-CACHERA M.F., DEHEEGER M.**, *Adiposity and food intake in young children : the environmental challenge to individual susceptibility*, Br. Med. J. 1988, 296, 1037-1038.
- **RUASSE J.P.**, *Des calories, pourquoi ? Combien ?* Coll. L'indispensable en Nutrition, 1987.

- **RUASSE J.P.**, *L'approche homéopathique du traitement des obésités*, Paris 1988.
- **SPITZER L., RODIN J.**, *Human eating behavior: a critical review of study in normal weight and overweight individuals*, Appetite 1981, 2, 293.
- **LOUIS-SYLVESTRE J.**, *Poids accordéon: de plus en plus difficile à perdre*, Le Gén. 1989, 1087, 18-20.

L'INSULINE

A) GÉNÉRALITÉS

L'insuline est une hormone polypeptidique sécrétée au niveau des cellules bêta des îlots de Langerhans pancréatiques. Elle constitue la sécrétion endocrine du pancréas. Elle permet de maintenir la glycémie aux alentours de 1 g/l (5,5 mMol/l).

Physiologiquement, elle assure à elle seule cette fonction de glycorégulation ; les catécholamines et le glucagon n'interviennent chez un sujet normal que dans des circonstances exceptionnelles.

B) MODALITÉS DE SÉCRÉTION DE L'INSULINE

Il existe une sécrétion insulinique basale faible et continue (de 2 à 20 micro U/ml) qui module la production de glucose hépatique pendant le jeûne, et loin des repas. Elle est cependant trop faible pour permettre la lipogénèse, c'est-à-dire l'accumulation de graisses de réserve.

Au début d'un repas, on a une phase céphalique de production de l'insuline qui donne un pic de sécrétion immédiat, de faible intensité et court, ne durant que quelques minutes. Il est déclenché par la seule vue des aliments ou le contact de n'importe quelle substance avec les papilles gustatives de la partie antérieure de la langue. Cette réponse constitue, en quelque sorte, une préparation au repas. Le pic est suivi d'une chute rapide, puis survient une élévation secondaire plus élevée en post-prandial. La sécrétion insulinique est alors fonction de l'importance de l'élévation de la glycémie, elle favorise la pénétration intracellulaire du glucose et son stockage sous forme de glycogène et de triglycérides.

Cette action anabolisante de lipogénèse n'apparaît que pour de fortes doses d'insuline circulante.

C) RÉGULATION DE L'INSULINO-SÉCRÉTION

1) **Le glucose** est le substrat qui stimule préférentiellement les cellules bêta du pancréas. Mais d'autres glucides ont la même action : le galactose, le fructose, le mannose, le ribose, le xylitol et le ribitol. Par contre, il n'y a aucun effet du xylose et de l'arabinose.
2) **Les lipides** : certains intermédiaires de leur métabolisme peuvent favoriser l'insulino-sécrétion tels les corps cétoniques, le butyrate, le propionate et l'octanoate. Ceci est retrouvé lors d'expériences effectuées in vitro, mais les concentrations retrouvées in vivo dans des conditions physiologiques sont insuffisantes.
   MALAISSE montra qu'un régime gras permet de faire baisser le taux d'insuline plasmatique ; mais pour éviter un effet athérogène, il faut limiter au maximum l'apport de graisses saturées et favoriser la consommation de graisses mono et polyinsaturées.
3) **Les protides** : les acides aminés sont capables d'accroître la sécrétion d'insuline, notamment la leucine et l'arginine, mais, là encore, ce phénomène ne survient qu'à des concentrations plasmatiques qu'on ne retrouve pas dans des conditions physiologiques.
4) **Autres facteurs stimulant l'insulino-sécrétion** :
   - le glucagon
   - les glucocorticoïdes,
   - l'AMC cyclique,
   - les hormones intestinales (sécrétine, gastrine, entéro-glucagon),
   - les œstrogènes,
   - la thyroxine,
   - l'hormone de croissance,
   - la stimulation de nerf vague (X),
   - la stimulation des bêta récepteurs et des inhibiteurs alpha,
   - les ions calcium, magnésium et potassium,

- la caféine,
- la théophylline,
- les sulfonylurées.

5) **Facteurs inhibant la sécrétion d'insuline** :
- le jeûne,
- la perte de poids,
- l'hypoxie,
- l'insuline,
- la glucosamine,
- les catécholamines (adrénaline, noradrénaline),
- l'inhibition du nerf vague,
- la stimulation des récepteurs alpha et des bêta bloquants,
- l'alloxane,
- la streptozotocine,
- le diazoxide,
- la phénéthylbiguanide,
- les diurétiques.

D) ACTION DE L'INSULINE

1) Sur le métabolisme de l'eau : elle favorise la rétention d'eau par rétention sodée.
2) Sur le métabolisme protéique : elle favorise la pénétration intracellulaire des acides aminés.
3) Sur le métabolisme glucidique : elle déclenche une hypoglycémie après captation cellulaire du glucose.
4) Sur le métabolisme lipidique : elle favorise la lipogénèse et donc la constitution de graisses de réserve :
   - en permettant la transformation du glucose en excès en acides gras,
   - en stimulant l'activité de la lipoprotéine lipase qui permet de stocker les acides gras circulants en graisses de réserve, sous forme de triglycérides,
   - en augmentant le volume des cellules graisseuses (adipocytes),
   - en inhibant la triglycéride lipase responsable de la lipolyse,
   - en neutralisant l'effet lipolytique du cortisol et des catécholamines.

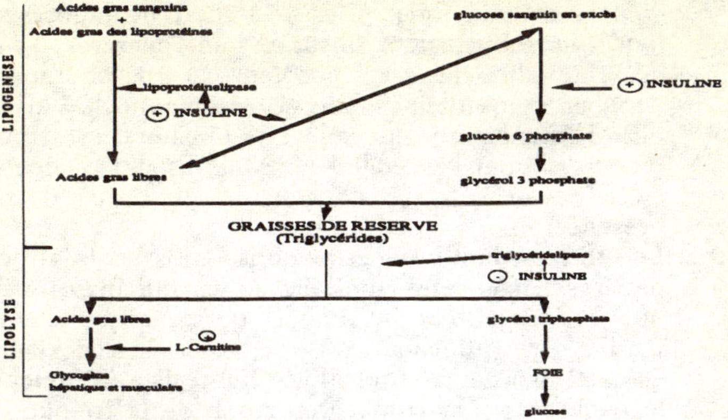

(d'après CREFF)

On voit qu'en cas d'hyperinsulinisme, tout le métabolisme est orienté vers la lipogénèse, les graisses de réserve augmentent donc, ainsi que le poids. Le phénomène est d'autant plus important que la lipolyse est impossible, l'insuline inhibant l'action de la triglycéride lipase qui permet la fonte des graisses de réserve.

Avec la méthode MONTIGNAC, en évitant les glucides à l'index glycémique élevé, on supprime les pics d'hyperglycémie, ce qui entraîne une baisse progressive de l'insuline. Lorsqu'on arrive à un taux d'insuline suffisamment bas (souvent inférieur à 20 mU/ml), le système « bascule », la lipogénèse n'est plus possible et la lipolyse devient possible. Ainsi, l'amaigrissement permet, à la longue, la disparition de l'insulinorésistance qui est toujours réversible, assurant à long terme le maintien de l'équilibre pondéral.

E) INSULINE ET OBÉSITÉ

La suralimentation riche en glucides, à fort index glycémique, donne des pics d'hyperglycémie qui induisent une forte sécrétion d'insuline. Au début, l'hyperinsulinisme corrige l'hyperglycémie post-prandiale. Dans un deuxième temps, il y a une baisse de la tolérance du glucose qui est mal utilisé en périphérie, il tarde à pénétrer dans les tissus graisseux, puis musculaires et hépatiques. C'est le stade d'insulinorésistance : les récepteurs à l'insuline sont plus rares, il y a des anomalies des post-récepteurs et une altération des propriétés tyrosine kinase récepteurs de l'insuline. Il résulte de tout cela que l'insuline est « mal reconnue » par les cellules des tissus gluco-dépendants qui ne sont pas correctement informés de sa présence.

Le sucre tardant à pénétrer dans les tissus, la glycémie reste trop longtemps élevée, ce qui induit une nouvelle sécrétion d'insuline, ce qui ne fait qu'aggraver l'hyperinsulinisme.

Dans un troisième temps, l'insulinorésistance touche le pancréas : il y a une diminution de la freination normale de l'insulino-sécrétion par l'insuline circulante, ce qui renforce encore l'hyperinsulinisme. On peut se poser la question de savoir si l'hyperinsulinisme et l'insulinorésistance sont l'anomalie primitive ou si elles sont secondaires à l'obésité.

CLARK a étudié ces deux hypothèses.

Schéma d'une anomalie primitive :

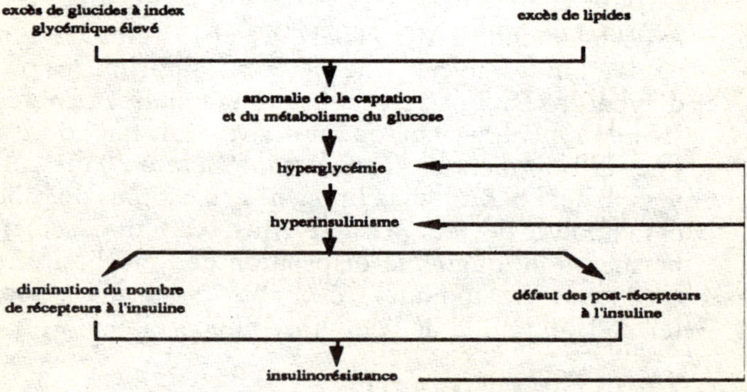

Schéma d'une anomalie secondaire :

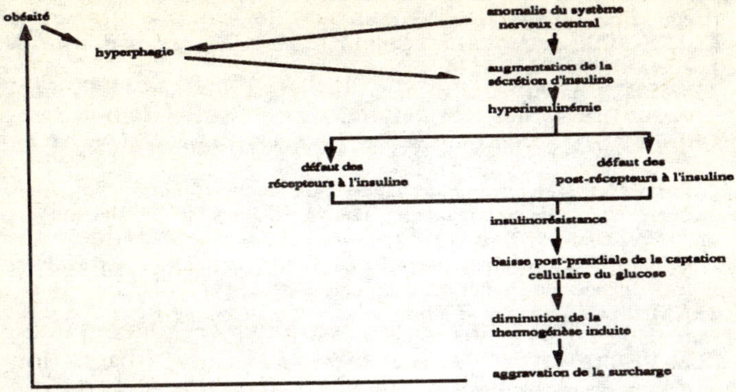

S'il est certain que l'hyperinsulinisme est un facteur déterminant de l'obésité et de l'insulinorésistance, il semble qu'un deuxième facteur intervienne : le tissu adipeux brun, spécialisé dans la dissipation de la chaleur, présente de nombreuses anomalies chez l'obèse. On a une diminution de la thermogénèse induite par le froid et par la prise de nourriture, ce qui explique les prises de poids sans hyperphagie.

F) LES RISQUES MORBIDES DE L'HYPERINSULINISME

On a longtemps cru que l'hyperglycémie était plus toxique que l'hyperinsulinisme. En fait, ce dernier favorise la survenue d'une athérosclérose avec accidents vasculaires et, notamment, coronariens. L'hyperinsulinisme est corrélé à l'obésité androïde, aux poussées d'hypertension artérielle, à l'hypertriglycéridémie, à la baisse du HDL-cholestérol, à l'hyperuricémie, à l'hyperaggrégabilité plaquettaire et à la rétention sodée.

De plus, l'hyperinsulinisme a un rôle dans l'altération des parois artérielles, car il facilite la prolifération des cellules musculaires lisses et augmente la liaison des LDL à ces cellules. On parle d'hyperinsulinisme si l'insuline sanguine est supérieure à 20 mU/ml à jeun, et supérieure à 80 mU/ml en post-prandial.

BIBLIOGRAPHIE

- **BASDEVANT A.**, *Influence de la distribution de la masse grasse sur le risque vasculaire*, La Presse Médicale 1987, 16, 4.
- **CLARK M.G.**, *Obesity with insulin resistance. Experimental insights*, Lancet, 1983, 2, 1236-1240.
- **FROMAN L.A.**, *Effect of vagotomy and vagal stimulation on insulin secretion*, Diabetes 1967, 16, 443-448.
- **GROSS P.**, *De l'obésité au diabète*, L'actualité diabétologique N° 13, p. 1-9.
- **GUY-GRAND B.**, *Variation des acides gras libres plasmatiques au cours des hyperglycémies provoquées par voie orale*, Journées de Diabétologie de l'Hôtel-Dieu 1968, p. 319.
- **GUY-GRAND B.**, *Rôle éventuel du tissu adipeux dans l'insulino-résistance*, Journées de Diabétologie de l'Hôtel-Dieu 1972, 81-92.
- **JEANRENAUD B.**, *Dysfonctionnement du système nerveux. Obésité et résistance à l'insuline*, M/S Médecine-Sciences 1987, 3, 403-410.
- **JEANRENAUD B.**, *Insulin and obesity*, Diabetologia, 1979, 17, 135-138.
- **KOLTERMAN O.G.**, *Mechanisms of insulin resistance in human obesity. Evidence for receptor and post-receptor effects*, J. Clin. Invest. 1980, 65, 1272-1284.
- **LAMBERT A.E.**, *Enhancement by caffeine of glucagon-induced and tolbutamide induced insulin release from isolated fœtal pancreatic tissue*, Lancet, 1967, 1, 819-820.
- **LAMBERT A.E.**, *Organocultures de pancréas fœtal de rat: étude morphologique et libération d'insuline in vitro*, Journées de Diabétologie de l'Hôtel-Dieu 1969, 115-129.
- **LARSON B.**, *Abdominal adipose tissue distribution, obesity and risk of cardio-vascular disease and death*, Br. Med. J. 1984, 288, 1401-1404.
- **LE MARCHAND-BRUSTEL Y.**, *Résistance à l'insuline dans l'obésité*, M/S Médecine-Sciences 1987, 3, 394-402.
- **LINQUETTE C.**, *Précis d'endocrinologie*, Ed. Masson 1973, p 658-666.
- **LOUIS-SYLVESTRE J.**, *La phase céphalique de sécrétion d'insuline*, Diabète et Métabolisme 1987, 13, 63-73.
- **MARKS V.**, *Action de différents stimuli sur l'insulinosécrétion humaine: influence du tractus gastro-intestinal*, Journées de Diabétologie de l'Hôtel-Dieu 1969, 179-190.
- **MARLISSE E.B.**, *Système nerveux central et glycorégulation*, Journées de Diabétologie de l'Hôtel-Dieu 1975, 7-21.
- **MEYLAN M.**, *Metabolic factors in insulin resistance in human obesity*, Metabolism 1987, 36, 256-261.
- **WOODS S.C.**, *Interaction entre l'insulinosécrétion et le système nerveux central*, Journées de Diabétologie de l'Hôtel-Dieu 1983.

LES HYPOGLYCÉMIES FONCTIONNELLES

A) PHYSIOPATHOLOGIE

Au réveil, à jeun, la glycémie est d'environ 1 g/l (= 5,5 mmol/l). Si le sujet prend un petit déjeuner équilibré, la glycémie monte vers 1,40 g/l et, sous l'action de l'insuline, elle redescend à 1 g/l au bout de deux heures, diminuant jusque vers 0,70 g/l à la 3e heure, pour revenir ensuite à 1 g/l (cf. schéma 1).

Par contre, si la personne abuse de glucides d'index glycémique élevé (pain blanc, miel, confiture, sucres dans le thé ou le café, jus de fruits du commerce riches en saccharose) ou d'alcool à jeun associé à une boisson sucrée, on a au bout de 20 minutes un pic de glycémie élevé. Ensuite, l'intervention pancréatique endocrine diminue le taux de glycémie, mais cette baisse est parfois importante, pouvant atteindre 0,45 g/l, c'est l'hypoglycémie (cf. schéma 2).

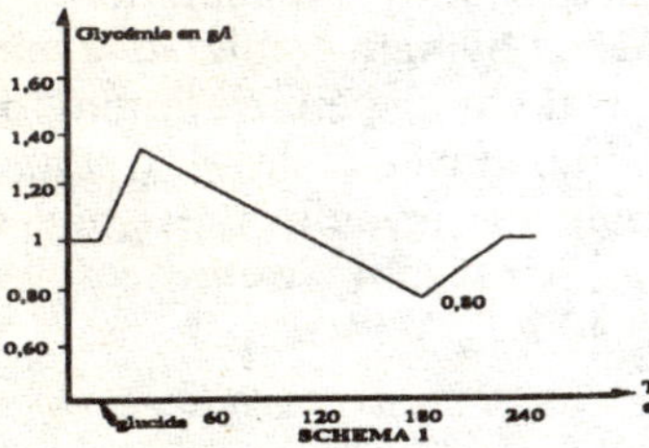

SCHEMA 1

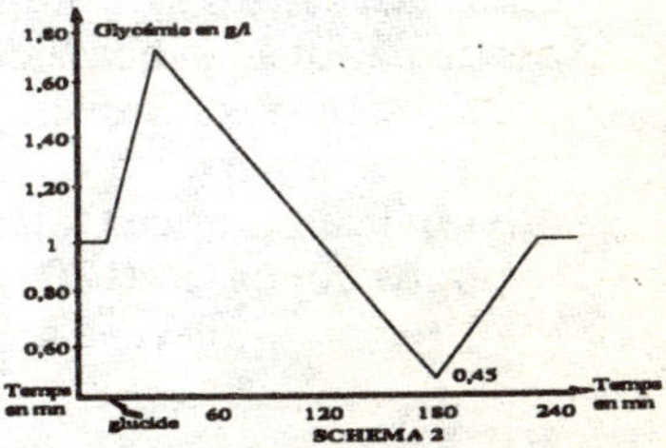

SCHEMA 2

Si la glycémie baisse brutalement, le sujet se plaindra de troubles associant pâleur, palpitations, sueurs, angoisse, tremblements, faim brutale, malaises pouvant aller jusqu'à la perte de connaissance ; c'est le classique malaise hypoglycémique.

Un médecin consulté fera aisément le diagnostic et donnera les conseils voulus pour éviter les récidives, après avoir effectué un bilan pour éliminer une affection grave qui pourrait être responsable de l'hypoglycémie. Encore faut-il que le sujet comprenne bien que s'il est en hypoglycémie à 11 heures, c'est parce qu'il a abusé de certains glucides trois heures plus tôt. Il serait dramatique que, mal éduqué, il croie qu'il est en hypoglycémie « parce qu'il manque de sucre », alors qu'en fait, il abuse de glucides fortement hyperglycémiants qui induisent une hypoglycémie sévère dans un second temps.

Mais, le plus souvent, la glycémie baisse progressivement et donne des signes plus banals qui orientent moins volontiers vers le diagnostic : céphalées, bâillements, coups de pompe ou, au contraire, irritabilité, agressivité, troubles de la vision, trous de mémoire, manque de concentration, dysorthographie et frilosité. Ces symptômes font fréquemment partie des plaintes des malades et sont souvent attribués à la fatigue ou à une insuffisance circulatoire cérébrale débutante, mais ils peuvent être des signes d'hypoglycémie, il faut savoir y penser. On retrouve ces hypoglycémies fonctionnelles chez 19 % des sujets normaux et chez 31 % des obèses.

Il faut cependant signaler qu'il existe des sujets qui ont une authentique hypoglycémie sans pour autant en présenter les symptômes. D'autres se plaignent de perturbations évocatrices d'hypoglycémie que ne confirment pas les dosages de la glycémie contemporains des malaises. De même, la valeur de la glycémie où apparaissent les troubles est variable : il existe des hypoglycémies à 0,70 g/l très mal supportées, et d'autres bien tolérées à 0,40 g/l.

B) BILAN

Pour affirmer le diagnostic d'hypoglycémie fonctionnelle, il faut :

- que les signes cliniques, déjà évoqués, existent,
- qu'ils surviennent à jeun ou, au contraire, quelques heures après les repas ou après des efforts musculaires,
- qu'ils disparaissent rapidement après la prise d'aliments sucrés.

Il importe de confirmer biologiquement l'hypoglycémie :

- l'hyperglycémie orale provoquée est intéressante, mais elle peut donner de faux positifs,
- le test de tolérance au petit déjeuner standardisé est plus fiable,

- l'augmentation de l'insulinémie ou du cortisol plasmatique est en faveur du diagnostic,
- mais l'idéal est la mesure de la glycémie lors des malaises par prélèvement d'une goutte de sang au doigt et dosage du taux de glucose avec un autoanalyseur à bandelettes. Car, en fait, seule la présence d'une glycémie inférieure à 0,50 g/l au moment du malaise est décisive.

C) ÉTIOLOGIE

Quels mécanismes peuvent être à l'origine d'une hypoglycémie fonctionnelle post-prandiale ?

1) L'hyperinsulinisme et l'insulino-résistance : Ils existent constamment chez l'obèse et favorisent une hypoglycémie secondaire. L'hyperinsulinisme est majoré par l'absorption d'alcool ou de café.
2) La désynchronisation de la sécrétion insulinique : On a un retard de sécrétion de l'insuline par rapport au pic glycémique. C'est un signe d'intolérance au glucose. Le malade est, dans ce cas, susceptible de devenir diabétique.
3) Dans de rares cas, l'insulino-sécrétion est inactivée par des auto-anticorps. L'hyperglycémie qui en résulte provoque une nouvelle sécrétion d'insuline. Ensuite, ce complexe antigène-anticorps se comporte comme une véritable « insuline-retard » qui agira tardivement après les repas et donnera des hypoglycémies.
4) Parfois, la sécrétion d'insuline est quantitativement normale, mais il y a une hypersensibilité à l'insuline.
5) La libération d'insuline peut être potentialisée par une libération excessive d'hormones gastro-entériques : gastrine, entéro-glucagon, gastric inhibitory peptides (GIP).
6) Il peut y avoir une néoglucogénèse déficiente : au réveil, 75 % du glucose provient du glycogène et 25 % de la néoglucogénèse. Il y a, dans l'organisme, 150 g de glycogène dans les muscles et 75 g de glycogène dans le foie. Quant au glucose sanguin circulant, il est de 20 g environ.
   La consommation de glucose par les tissus étant

de 7 g par heure, le corps a une réserve de glucose d'environ 12 heures. La néoglucogénèse fonctionne donc de façon normale à un degré plus ou moins important selon les apports alimentaires ; si elle s'effectue mal, une hypoglycémie peut survenir.

7) Ces phénomènes sont souvent intriqués avec un tonus vagal excessif : il donnera une accélération de la vidange gastrique, facteur d'hyperinsulinisme. Il favorise une hyperacidité gastrique qui entraîne une hypersensibilité des cellules bêta du pancréas, d'où une sécrétion insulinique exagérée et non proportionnelle au taux de glycémie.
Cette vagotonie se rencontre plus volontiers sur un terrain anxieux d'hypersomatisation, proche de la spasmophilie et certains signes d'hypoglycémie sont aussi des signes d'attaque de panique. Il importe donc de faire un bilan psychologique chez les sujets faisant des hypoglycémies fonctionnelles.

D) TRAITEMENT

- Son but est de réduire le pic d'hyperglycémie post-prandial pour limiter la sécrétion d'insuline et éviter ainsi une hypoglycémie secondaire.
- Les précautions diététiques porteront surtout sur le petit déjeuner.
- Comme le propose la méthode MONTIGNAC, il faut supprimer de l'alimentation les glucides d'index glycémique élevé (pain blanc, confiture, miel, saccharose, sodas).
- Ce repas doit être riche en protéines et en lipides (de préférence composé d'acides gras polyinsaturés) et, au besoin, enrichi en fibres (fruits) qui atténuent le pic glycémique post-prandial.
- Il ne faut pas abuser de café dont la caféine augmente la sécrétion d'insuline.
- Il faut éviter d'absorber de l'alcool à jeun, surtout s'il est associé à une boisson sucrée : whisky-coca, gin-tonic, vodka-orange.

Ces précautions suffisent souvent, mais on aura parfois besoin de conseiller des repas intermédiaires à

11 heures et 16 heures. En cas d'obésité, il faut obtenir la réduction pondérale qui permettra la disparition de l'insulino-résistance et corrigera l'hyperinsulinisme. S'il existe des troubles névrotiques manifestes, une psychothérapie, la pratique de la relaxation ou du yoga permettra de corriger la dystonie neurovégétative.

Rappelons que ces hypoglycémies fonctionnelles postprandiales, touchant des sujets non diabétiques, peuvent être majorées par la prise de certains médicaments de prescription courante : aspirine, oxytétracycline, halopéridol, manganèse, indométacine, bêta-bloquants et destropropoxyphène-paracétamol.

Par contre, on aura rarement besoin d'avoir recours à des remèdes pour corriger une hypoglycémie. Ils peuvent être éventuellement prescrits après l'échec des mesures hygiéno-diététiques correctement suivies : les biguanides, l'acarbose, le gluconate de calcium, les anticholinergiques, les anxiolytiques et les modificateurs de la vidange gastrique.

BIBLIOGRAPHIE

- **CAHILL G.F.**, *A non editorial on non hypoglycemia*, N. Engl. J. Med. 1974, 291, 905-906.
- **CATHELINEAU G.**, *Effect of calcium infusion on post reactive hypoglycemia*, Horm. Meatb. Res. 1981, 13, 646-647.
- **CHILES R.**, *Excessive serum insulin response to oral glucose in obesity and mild diabets*, Diabetes 1970, 19, 458.
- **CRAPO P.A.**, *The effects of oral fructose, sucrose and glucose in subjects with reactive hypoglycemia*, Diabetes care 1982, 5, 512-517.
- **DORNER M.**, *Les hypoglycémies fonctionnelles*, Rev. Prat. 1972, 22, 25, 3427-3446.
- **FAJANS S.S.**, *Fasting hypoglycemia in adults*, New Engl. J. Med. 1976, 294, 766-772.
- **FARRYKANT M.**, *The problem of fonctionnal hyperinsulinism or fonctionnal hypoglycemia attributed to nervous causes*, Metabolism 1971, 20, 6, 428-434.
- **FIELD J.B.**, *Studies on the mechanisms of ethanol induced hypoglycemia*, J. Clin. Inverst. 1963, 42, 497-506.
- **FREINKEL N.**, *Alcohol hypoglycemia*, J. Clin. Invest. 1963, 42, 1112-1133.
- **HARRIS S.**, *Hyperinsulinism and dysinsulinism*, JAMA 1924, 83, 729-733.
- **HAUTECOUVERTURE M.**, *Les hypoglycémies fonctionnelles*, Rev. Prat. 1985, 35, 31, 1901-1907.
- **HOFELDT F.D.**, *Reactive hypoglycemia*, Metabolism 1975, 24, 1193-1208.

- **HOFELDT F.D.**, *Are abnormalities in insulin secretion responsable for reactive hypoglycemia?* Diabetes 1974, 23, 589-596.
- **JENKINS D.J.A.**, *Decrease in post-prandial insulin and glucose concentrations by guar and pectin*, Ann. Intern. Med. 1977, 86, 20-23.
- **JOHNSON D.D.**, *Reactive hypoglycemia*, JAMA 1980, 243, 1151-1155.
- **JUNG Y.**, *Reactive hypoglycemia in women*, Diabetes 1971, 20, 428-434.
- **LEFEBVRE P.**, *Statement on post-prandial hypoglycemia*, Diabetes care 1988, 11, 439-440.
- **LEFEBVRE P.**, *Le syndrome d'hypoglycémie réactionnelle, mythe ou réalité?* Journées Annuelles de l'Hôtel-Dieu 1983, 111-118.
- **LEICHTER S.B.**, *Alimentary hypoglycemia: a new appraisal*, Amer. J. Nutr. 1979, 32, 2104-2114.
- **LEV-RAN A.**, *The diagnosis of post-prandial hypoglycemia*, Diabetes 1981, 30, 996-999.
- **LUBETZKI J.**, *Physiopathologie des hypoglycémies*, Rev. Prat. 1972, 22, 25, 3331-3347.
- **LUYCKY A.S.**, *Plasma insulin in reactive hypoglycemia*, Diabetes 1971, 20, 435-442.
- **MONNIER L.H.**, *Restored synergistic entero-hormonal response after addition dietary fibre to patients with impaired glucose tolerance and reactive hypoglycemia*, Diab. Metab. 1982, 8, 217-222.
- **O'KEEFE S.J.D.**, *Lunch time gin and tonic: a cause of reactive hypoglycemia*, Lancet 1977, 1, juin 18, 1286-1288.
- **PERRAULT M.**, *Le régime de fond des hypoglycémies fonctionnelles de l'adulte*, Rev. Prat. 1963, 13, 4025-4030.
- **SENS G.**, *Mécanismes et conséquences des hypoglycémies*, Rev. Prat. 1985, 35, 31, 1859-1866.
- **SERVICE J.F.**, *Hypoglycemia and the post-prandial syndrom*, New Engl. J. Med. 1989, 321, 1472.
- **SUSSMAN K.E.**, *Plasma insulin levels during reactive hypoglycemia*, Diabetes 1966, 15, 1-14.
- **TAMBURRANO G.**, *Increased insulin sensitivity in patients with idiopathic reactive hypoglycemia*, J. Clin. Endocr. Metab. 1989, 69, 885.
- **TAYLOR S.I.**, *Hypoglycemia associated with antibodies to the insulin receptor*, New. Engl. J. Med. 1982, 307, 1422-1426.
- **YALOW R.S.**, *Dynamics of insulin secretion in hypoglycemia*, Diabetes 1965, 14, 341-350.

ANNEXE TECHNIQUE II

UTILISATION CLINIQUE DES FIBRES DIÉTÉTIQUES

par le Professeur Attilio GIACOSA,
Chef de service de Nutrition de l'Institut National de Recherche sur le Cancer de GÊNES (Italie)

UTILISATION CLINIQUE DES FIBRES DIÉTÉTIQUES

Ces dernières années, les changements de coutumes alimentaires dans les pays industrialisés ont entraîné une surconsommation de viande, de graisses, de laitages et de pain fait avec des farines hyperraffinées et tout ceci au détriment des fibres. BURKITT a montré que ces nouvelles habitudes favorisaient des maladies dites de civilisation (troubles cardio-vasculaires et coliques).

Les récents travaux de DEL TOMA (1987) ont prouvé tout l'intérêt des repas riches en fibres pour contrôler les perturbations du métabolisme glucidique et lipidique et contribuer à réduire l'obésité.

L'une des plus importantes caractéristiques des diverses fibres alimentaires est leur solubilité dans l'eau :

- les fibres insolubles (cellulose, hémicellulose, lignine) peuvent absorber de l'eau, elles augmentent le poids et le volume des selles et diminuent les risques de maladies liées aux troubles du transit intestinal, comme les diverticuloses et les cancers coliques ;
- les fibres solubles (pectine, gomme, mucilage) ont la possibilité de gonfler et de former des solutions visqueuses ou des gels au niveau du tube digestif. Ce qui contribue à induire une certaine sensation de rassasiement et à réduire l'absorption intestinale des glucides et des lipides.

Parmi ces fibres, le glucomannane et la fibre Bêta vulgaris sont particulièrement intéressantes :

- la fibre Bêta vulgaris :

Ces fibres sont obtenues à partir de la betterave qui contient 25 % de fibres solubles (pectine) et 75 % de fibres insolubles (cellulose 31 % ; hémicellulose 4,5 %, lignine 2,5 %). Le Pr GIACOSA a montré leur efficacité sur la constipation chronique. En effet, on ne constate que 3,8 % d'échecs après un mois de traitement. Ce résultat est obtenu grâce à une régulation de l'activité cinétique propulsive et à une augmentation du volume des selles, dont la consistance est modifiée, puisqu'elles sont souples dans 69,3 % des cas.

La coexistence dans les fibres de betterave de fibres

solubles et de fibres insolubles permet d'étendre ses indications de prescription aux troubles du métabolisme des glucides et des lipides ainsi qu'à l'obésité. Les fibres de betterave représentent 77,82 % du poids sec total de la plante, ce qui est plus important que les 40 % de fibres que fournit le son.

- ***Le Glucomannane :***
C'est un dérivé d'une plante de la famille des Aracées, la AMORPHO PHALLUS KONJAC, cultivée au Japon. Cette fibre gonfle dans l'eau, en absorbant 200 fois son poids et forme une masse gélatineuse et visqueuse. Elle réduit l'absorption des glucides (cf. courbes 1 et 2) et des lipides et s'avère efficace dans le traitement de l'obésité, comme l'ont montré les travaux du Pr GIACOSA (1989) : si on rajoute du glucomannane (4 g par jour, en 3 prises avant les repas) au régime, on obtient une baisse de 4,9 kg au bout d'un mois, contre 3,3 kg perdus pour les sujets de la série témoin sous placebo. En revanche, il n'y a aucune différence si la dose est réduite à 2 g par jour.

	Poids moyen	Poids en fin de traitement	Différence
Glucomannane (4 g/jour)	84,1 ± 4,7	79,1 ± 6,7	- 4,9 ± 0,9
Placebo	83,5 ± 8,5	80,2 ± 7,6	- 3,3 ± 1,1

Le glucomannane est aujourd'hui utilisé dans diverses préparations diététiques, en particulier dans les pâtes et associé à la gomme-guar. Ces pâtes permettent de réduire le pic d'hyperglycémie post-prandial et de diminuer considérablement la sécrétion pancréatique d'insuline (cf. courbes 3 et 4). C'est dire leur intérêt pour l'obèse et le diabétique de type II.

Effets du glucomannane sur la glycémie et l'insulinémie

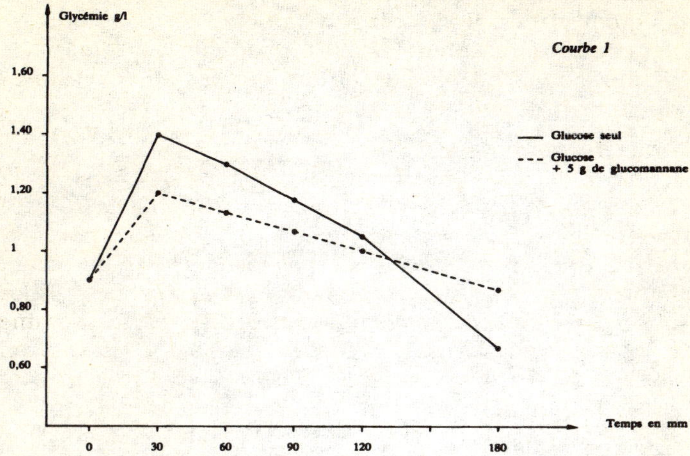

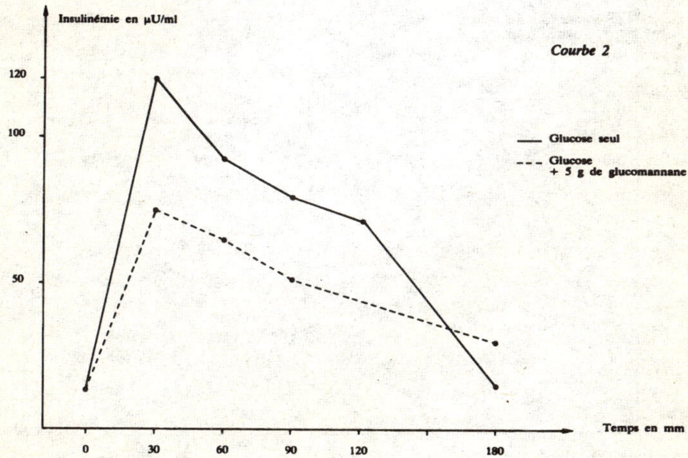

Effets de la présence de fibres dans les pâtes

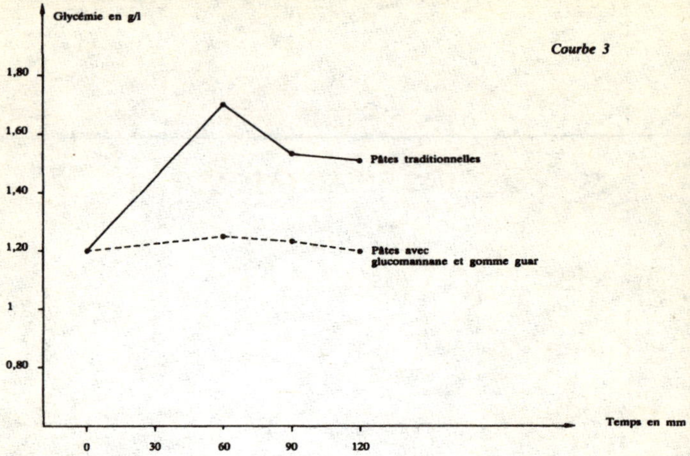

Courbe 3

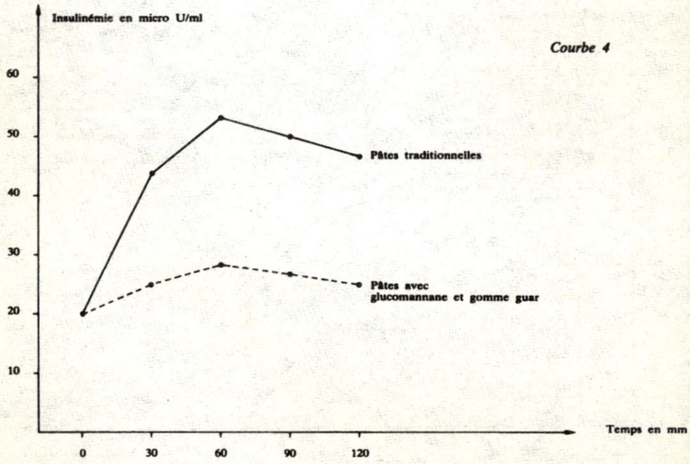

Courbe 4

ANNEXE Nº 5

RECETTES AU CHOCOLAT

MOUSSE AU CHOCOLAT

Pour 6/8 personnes il faut :

Ingrédients

— 400 g de chocolat « supérieur » amer (2 plaques) à 60 % de cacao au moins,
— 8 œufs,
— 1 demi-verre de rhum (7 cl),
— 1 orange,
— 4 petites cuillères de café soluble,
— 1 pincée de sel.

Matériel

— 1 batteur électrique,
— 1 grande casserole,
— 1 râpe,
— 2 grands saladiers,
— 1 spatule.

Couper le chocolat en morceaux et les mettre en vrac dans la casserole. Faire une demi-tasse d'un café très fort et la verser dans la casserole ainsi que le rhum. Poser la casserole sur le feu soit au bain-marie soit sur une plaque de cuisson à feu très doux. Faire fondre le chocolat. Remuer à la spatule pour bien lier. Si le résultat est vraiment trop pâteux, rajouter un peu d'eau.

Pendant que fond le chocolat, râper le zeste de l'orange (n'utiliser que la partie superficielle de la peau d'orange). Jeter la moitié du zeste dans la casserole et remuer. Casser les œufs en mettant les jaunes dans un saladier, les blancs dans l'autre. Monter les blancs en neige (après y avoir mis une pincée de sel) jusqu'à ce qu'ils soient vraiment très consistants.

Verser le chocolat dans le premier saladier où se trouvent les jaunes. Bien remuer jusqu'à l'obtention d'une crème bien homogène. Verser ensuite cette crème dans les blancs et mélanger avec la spatule jusqu'à l'obtention d'un mélange parfaitement homogène. Bien vérifier qu'il ne reste pas de particules de blanc ou que du chocolat non mélangé ne soit pas retombé dans le fond du récipient.

Vous pouvez soit laisser la mousse dans le saladier en essuyant les bords, soit la reverser dans un grand compotier. Avant de mettre au frigo, saupoudrer la surface de la mousse avec le reste du zeste.

Faire la mousse cinq heures au moins avant de la servir. L'idéal est de la faire la veille.

FONDANT AU CHOCOLAT AMER

Ingrédients

— 400 g de chocolat « supérieur » amer (2 plaques) à 60 % de cacao au moins,
— 300 g de beurre,
— 5/7 cl de cognac,

— 7 œufs,
— 1 orange,
— 4 cuillères à café de café soluble,
— 50 g de farine.

Matériel

— 1 batteur électrique,
— 1 grande casserole,
— 1 moule à cake,
— 1 râpe,
— 1 spatule,
— 1 saladier.

Couper le chocolat en morceaux et les mettre en vrac dans la casserole. Faire une demi-tasse de café très fort et la verser dans la casserole ainsi que le cognac. Couper le beurre en dés et les disposer en vrac dans la casserole. Poser la casserole au bain-marie ou sur une plaque de cuisson à feu très doux. Laisser fondre le tout en remuant avec la spatule jusqu'à l'obtention d'une pâte bien crémeuse.

Casser les œufs dans le saladier. Battre les œufs en versant progressivement la farine. Bien vérifier qu'il n'y ait pas de grumeaux.

Râper le zeste de l'orange et en jeter la moitié dans la casserole (l'orange est en fait optionnelle. Si l'on n'aime pas le chocolat parfumé à l'orange qui pourtant conduit à un mariage remarquable, il suffira de ne pas en mettre ; attention cependant à n'utiliser que la partie superficielle de la peau d'orange et en quantité très raisonnable).

Utiliser de préférence un moule en Teflon. Si celui-ci est trop petit (attention, le gâteau augmente de 20 % de volume à la cuisson), utiliser un papier aluminium bien beurré dont les bords dépasseront largement du moule. Pour être sûr de bien beurrer, passer le beurre fondu au pinceau.

Verser le contenu de la casserole dans le saladier et bien mélanger les œufs et le chocolat tiède jusqu'à l'obtention d'une mousse parfaitement homogène. Remplir le moule. Saupoudrer le dessus avec le reste du zeste. Mettre au four à 150° pendant 35 minutes.

Après sortie du four laisser complètement refroidir à température ambiante (trois/quatre heures).

Servir en coupant des tranches d'un centimètre maximum que l'on posera délicatement sur une assiette contenant deux ou trois cuillerées de crème anglaise.

La crème anglaise en sachet peut être une solution rapide. Mais sachez qu'elle contient du sucre et de l'amidon.

Mieux vaudra donc faire une crème anglaise maison en remplaçant le sucre par du Canderel poudre.

Dernier conseil : si vous mettez le reste du gâteau au frigo pour mieux le conserver, sortez-le *au moins quatre heures* avant de le consommer, car le froid lui fait perdre tout son moelleux.

Table

MICHEL MONTIGNAC

Je mange donc je maigris !

Après plusieurs décennies de discours contradictoires, la diététique connaît une véritable mutation.
Avec ce livre, déjà vendu à plus d'un million d'exemplaires, Michel Montignac s'est imposé comme l'un des grands artisans de cette révolution.

Comment perdre du poids sans renoncer aux plaisirs de la gastronomie ?
Pour **Michel Montignac**, l'embonpoint est avant tout provoqué par nos mauvaises habitudes alimentaires :
il suffit d'en changer pour maigrir et augmenter nos performances physiques et intellectuelles.

Fini les régimes contraignants aux lendemains qui déchantent ! Sans privation, sans restriction et d'une efficacité durable, la méthode Montignac est la seule approche nutritionnelle à visage humain. **La seule méthode qui nous réconcilie avec le plaisir de manger.**

Michel Montignac

Affligé pendant son enfance d'une surcharge pondérale, il s'intéresse très tôt à la diététique. Homme d'écriture et de communication, il décide de publier le résultat de ses recherches dans des livres qui sont tous des best-sellers. Soutenu par le monde médical, Michel Montignac s'est imposé comme l'un des spécialistes de la nutrition en France et à l'étranger.

Collection J'ai lu Bien-être, 7030/5

MICHEL MONTIGNAC

Recettes et menus Montignac

En dénonçant l'inefficacité et les dangers des régimes restrictifs basses calories, **Michel Montignac** a montré que le meilleur moyen de maigrir et de retrouver la vitalité était de changer nos habitudes alimentaires.

Ce livre est donc le complément indispensable de *Je mange donc je maigris* devenu un best-seller en France et à l'étranger.

Tous ceux qui connaissent la **méthode Montignac** pourront ainsi en approfondir les principes et les vertus gastronomiques en se mettant aux fourneaux. Quant aux autres, ils seront surpris de découvrir un livre de cuisine, aux accents traditionnels du terroir, qui prône le **bien-vivre, le plaisir de manger, tout en améliorant la santé publique**. N'est-il pas étonnant d'apprendre que le vin, le chocolat, le foie gras et le fromage au lait cru contribuent à prévenir les maladies cardiovasculaires !

Michel Montignac

Affligé pendant son enfance d'une surcharge pondérale, il s'intéresse très tôt à la diététique. Homme d'écriture et de communication, il décide de publier le résultat de ses recherches dans des livres qui sont tous des best-sellers. Soutenu par le monde médical, Michel Montignac s'est imposé comme l'un des spécialistes de la nutrition en France et à l'étranger.

Collection J'ai lu Bien-être, 7079/3

Dans la collection J'ai lu Bien-être

AGNÈS BEAUDEMONT-DUBUS
La cuisine de la femme pressée (7017/3)

Dr ARON-BRUNETIÈRE
La beauté et les progrès de la médecine (7006/4)

MARTINE BOËDEC
L'homéopathie au quotidien (7021/3)

Dr ALAIN BONDIL et MARION KAPLAN
Votre alimentation selon le Dr Kousmine (7010/5)
L'alimentation de la femme enceinte et de l'enfant, selon l'enseignement du Dr Kousmine (7089/5)

NATHANIEL BRANDEN
Les six clés de la confiance en soi (7091/7, juin 95)

BÉATRICE ÇAKIROGLU
Les droits du couple (7018/6)

ROBERTA CAVA
Réussir et être heureuse au travail (7082/5, inédit)

STEVEN CARTER et JULIA SOKOL
Ces hommes qui ont peur d'aimer (7064/5)

BRUNO COMBY
Tabac : libérez-vous ! (7012/4)

Dr LIONEL COUDRON
Stress, comment l'apprivoiser (7027/5)

CAROLYN PAPE COWAN et PHILIP A. COWAN
1 + 1 = 3 (7065/6)

Dr ERICH DIETRICH et Dr PATRICE CUDICIO
Harmonie et sexualité du couple (7061/5)

Dr DREVET et Dr GALLIN-MARTEL
Bien vivre avec son dos (7002/4)

Dr DAVID ELIA
Comment rester jeune après 40 ans (7008/4)

PIERRE FLUCHAIRE
Bien dormir pour mieux vivre (7005/4)

PIERRE FLUCHAIRE, MICHEL MONTIGNAC...
Plus jamais fatigué ! (7015/5)

CÉLINE GÉRENT
Savoir vivre sa sexualité (7014/5)

Dr FRANÇOISE GOUPIL-ROUSSEAU
Sexualité :
réponses aux vraies questions des femmes (7025/3)

BRIAN A. GROSMAN AVEC ALLAN REZNICK
Protégez votre emploi (7085/3)

PHILIPPE JOST et FRANÇOISE PERRIOT
Guide des actions humanitaires (7086/6)

Dr CATHERINE KOUSMINE
Sauvez votre corps (7029/8)

COLETTE LEFORT
Maigrir à volonté ...ou sans volonté ! (7003/4)

Dr GÉRARD LELEU
Le traité des caresses (7004/5)
La Mâle Peur (7026/6)
Le traité du plaisir (7093/5, juillet 95)

Pr HENRI LÔO et Dr HENRY CUCHE
Je suis déprimé mais je me soigne (7009/4)

ALAN LOY McGINNIS
Le pouvoir de l'optimisme (7022/3)

BERNARD MARTINO
Le bébé est une personne (7094/4, mai 95)

Dr E. MAURY
La médecine par le vin (7016/3)

PIA MELLODY
Vaincre la dépendance (7013/4, inédit)

MAURICE MESSÉGUÉ
C'est la nature qui a raison (7028/7)

Dr VLADIMIR MITZ
Le choix d'être belle (7019/6)

MICHEL MONTIGNAC
Je mange donc je maigris ! (7030/5)
Recettes et menus Montignac (7079/5)
Comment maigrir en faisant des repas d'affaires (7090/5)

ANNE-MARIE MOUTON
500 conseils pour réussir votre grossesse (7023/4)

ROBIN NORWOOD
Ces femmes qui aiment trop (7020/6)

PIERRE PALLARDY
Les chemins du bien-être (7001/3)
Le droit au plaisir (7063/4)

PIERRE et FLORENCE PALLARDY
La forme naturelle (7007/6)

JEAN-LOUIS PASTEUR
Toutes les vitamines pour vivre sans médicaments (7081/6)

Pr JEAN-PIERRE RELIER
L'aimer avant qu'il naisse (7088/3, mai 95)

JOCELYNE DE ROTROU
La mémoire en pleine forme (7087/5)

NANCY SAMALIN
Savoir l'entendre, savoir l'aimer (7062/5, inédit)

DEBORAH TANNEN
Décidément, tu ne me comprends pas ! (7083/6, inédit)

MARIE-FRANCE VIGOR
Enfants : comment répondre à leurs questions ! (7011/6)

Ce livre de la collection J'ai lu Bien-être a été imprimé sur papier blanchi sans chlore et sans acide.

Faire Explicat°
Entrée
puis si date % phase I
=> Menu phase I
sinon Phase II

Rajouter ds Menu Phase -

Si pas mangé en g^al
Cantine ou resto
=> Rajouter ″″″
p rappeler les
condit° de repas -

Select *
from Mishtamesh
where

Rajouter 3 phase I-II

Si phase II faire une
note de gravité
d'écart -

J'ai lu
Bien-être
7090

Composition Interligne B-Liège
Achevé d'imprimer en Europe
par Brodard et Taupin à La Flèche (Sarthe)
le 16 mars 1995. 1843 L-5
Dépôt légal mars 1995. ISBN 2-277-07090-4

Editions J'ai lu
27, rue Cassette, 75006 Paris
Diffusion Flammarion (France et étranger)